健康飲食
的
101個問題

Die 101 wichtigsten Fragen
Gesunde Ernährung

克勞斯・萊茲曼 Claus Leitzmann 著
東吳大學德國文化學系 譯

臺灣商務印書館

知識101

健康飲食的101個問題

Die 101 wichtigsten Fragen: Gesunde Ernährung

作者◆克勞斯・萊茲曼（Claus Leitzmann）
譯者◆東吳大學德國文化學系
發行人◆施嘉明
總編輯◆方鵬程
主編◆李俊男
責任編輯◆許景理
美術設計◆吳郁婷
校對◆王怡之

出版發行：臺灣商務印書館股份有限公司
臺北市重慶南路一段三十七號
電話：(02)2371-3712
讀者服務專線：0800056196
郵撥：0000165-1
網路書店：www.cptw.com.tw
E-mail：ecptw@cptw.com.tw
網址：www.cptw.com.tw

局版北市業字第 993 號
初版一刷： 2012 年 3 月
初版二刷： 2012 年 6 月
定價：新台幣 300 元

ISBN 978-957-05-2677-6

目次

二、植物界（幾乎）提供了一切營養

三、取自動物的食品有其價值，但也有它的代價

四、食物內含的物質與其作用

五、食品加工帶來的優缺點

六、另類飲食蔚為風潮

七、過重——一個重要的議題

八、健康是對抗疾病最好的辦法

九、人生各階段的飲食

十、全球思考，在地行動

十一、食物的謬思：杜撰的多過真實的

前言

為了我們的健康，符合生理需求的飲食是最重要的先決條件之一。令人欣慰的是，有愈來愈多的人開始思考自己的飲食內容，並提出相關的疑問，這是因為很多人都不確定應該要如何搭配並烹調出營養均衡的飲食。這種不確定感由多種影響所造成，例如我們所偏愛的飲食傳統、經常爆發的食品安全問題、提出諸多承諾的各式廣告，以及草率不實的媒體消息等。

因此，即便是可靠而且客觀的專業飲食建議，也會被那些擔心甚至失望的消費者所輕視，反而以他們自己的觀點來行事，這是完全可以理解的。雖然個人直覺是相當有用的生活指標，特別是在吃與喝方面，但是對健康而言，依循這種直覺不見得是最適當的行為模式。偏食可能會造成營養不均衡和損害健康等危機，此外，一般的餐飲通常也很少會調整成對健康有益的膳食。

一般來說，科學研究所推薦符合基本需求的各種營養成分的理由，對於健康飲食的門外漢而言通常難以理解，但若能指導人們將推薦的食品正確搭配與烹調的要訣，健康取向的烹調觀念就會變得容易理解了。實踐健康的飲食並非科學上的難題，而是不同群體間的溝通問題，只要人們獲得有關自身重要問題的明白解答，其採取健康飲食方式的動力就會增長。

在工業國家裡，與飲食有關的疾病顯然會提高罹病率及死亡率，在德國有一半以上的成年人體重過重，有將近五百萬人受糖尿病所苦，德國人最常見的死因是心血管疾病，幾乎每兩個人就有一個死於心血管疾病，其次則是癌症。藉由預防功能的完善飲食，可以讓許多罹患這些疾病的人活得更久，而且是健健康康地活著。透過這種方式就能避免許多身體和心靈上的苦痛，並維持或提高生活品質。

在著手撰寫本書時發現，關於「營養」這個主題有上千種問題，而在三百多個嚴選出來的問題當中，重點主要落在與飲食有關的疾病、體重過重和減重節食等領域，將這三百多個問題大約精簡成一半，集結起來，便形成了一百零一個最重要的飲食相關問題。篩選這些問題時，難免反映出作者個人的偏好，以及作者最常被問到的問題。至於這些問題是否每一個都至為重要，這就留待每一位讀者自己來回答了。

本書的宗旨是以當前可信的知識為基礎來提供簡單明瞭的答案，許多現有的知識應該還能屹立不搖一段長久的時間，但有些領域卻有進一步研究的必要，未來肯定會因為新的研究成果而無法避免地有所修訂。在本書的十一個章節裡，將提出針對上述重點以及其他不同主題的解答，例如食品內容物、另類飲食方式和有關我們飲食的全球性觀點，這些答案不只能提高人們對營養的意識，也能促進對一般健康的意識，同時讓人們當下所關心之事能持續下去。

我要感謝家政營養學家烏瑞克・貝克（Ulrike Becker）、卡地・帝特利希（Kathi Dittrich）、馬庫斯・凱勒（Markus Keller）、瑪帝亞斯・史瓦茨（Mathias Schwarz）和塔瑪・特瑞貝爾

（Thamar Triebel），他們為一些問題提供答案建議或挑出部分內文的校正，感謝C. H. Beck出版社的史迪凡・波爾曼（Stefan Bollmann）先生提供專業且充滿耐心的協助。

再版時我們將會將專業評論和建議納入考量。

克勞斯・萊茲曼

二〇一〇年一月

一、飲食將身體與心靈結合在一起

1 哪些營養對人類最為理想？

最適合人類的營養由兩個幾乎同樣重要的條件所決定：可供應個人身體所需的營養素，以及符合每種文化的特性。

對於人體及其新陳代謝來說，營養素的來源有哪些並不重要，只要分量足夠而且以可使用的形式供應即可。因此，幾乎只攝取動物性飲食的人（例如因紐特人〔Inuit〕，即愛斯基摩人），或幾乎只攝取植物性飲食的人，兩種都可以算是符合人類需求的飲食形式。

根據我們祖先所吃的食物，以及與基因上最接近人類的動物近親做比較，可建立出一套與物種相契合的飲食方式，另外也可根據肉食性動物和草食性動物在解剖學與生理學上的差異中得出。

食物個別的可利用性是維持人類生存的條件之一，對人類有諸多影響，尤其是在消化強度與新陳代謝方面。因此在經歷了數千個世代之後，人類祖先的咀嚼器官、腸胃系統和新陳代謝系統已經能夠適應各種飲食。

人類飲食的發展顯示，我們的祖先在進化過程中可以被歸類為以植物性飲食為主的雜食性動物，但人類的天性並非完全的素食者，素食只是我們文化中的一種飲食方式而已。

人類食物當中的動物性成分是在採集和狩獵時期才逐漸由哺乳動物的肉、腦和骨髓所構成，在更早之前，動物性食物的主要成分並非肉類，而是昆蟲和其他小型動物。

人類當然是自然界的自然生物之一，但同時，食用加熱過的食物則使人類發展成為文化性生物，因此，根據可消化性和喜好，人類今日不僅可以吃生食也可以吃熟食，此外，現今的科學知識也顯示出，生食和熟食的食用比例最好差不多佔同等分量。

若是採用大量攝取水果且食物選擇性有限的生食方式，會伴隨熱量和礦物質攝取不足的危險，例如缺乏鐵和鋅，以及維生素D和B_{12}，我們不建議將這種生食模式作為長期的飲食，特別是對於有健康風險的族群來說，例如孕婦、哺乳婦女、兒童和老人。

因此，與人類物種契合且最適當的飲食，不僅要同時納入植物性和動物性食物，也要經由未加熱和加熱過的食物來共同組成。

2 吃得「均衡」又「多樣化」，這種建議所指為何？

幾乎沒有別的事情，會像吃得「均衡」又「多樣化」一樣，讓人徹底誤解了。

有人認為「均衡」就是指攝取大致相同分量的各類食物。但其實並非如此，例如相較於香腸和甜點，顯然蔬菜和水果應該要攝取更多的分量，除此之外，如果食物分量不是根據重量而是根據體積來計算的話，那麼就會偏離真正的重點愈來愈遠了。

均衡的食物其實是由不等量的數類食物所組合而成，而這種組合會因為不同的文化而有差異，也應該有所不同。除了提供碳水化合物的食物如穀物、馬鈴薯、蔬菜和水果之外，每天的菜單應該還要包含較少量的高蛋白食物，可自由選擇如豆類、牛奶、奶製品、蛋、魚和肉，以及提供油脂的食物，如堅果、油料作物、植物油和奶製品。

而均衡的飲品，首先是要攝取充足的水分，每天大約兩公升，可以是水，也可以藉由茶或咖啡等形式，以及稀釋過的果汁來供給。

有人認為「多樣化」指的是每天吃一碗食品商販售的現成水果堅果麥片粥，其實並非如此，因為現成的麥片粥通常含有過量的糖，而且還有各式各樣的添加物。多樣化的膳食指的不是由上萬種出現在食品賣場中的產品所組成的飲食，而是由不到一百種的食物所構成。

主食應該要在馬鈴薯、穀類和豆類之間作變化，因為它們的營養成分不盡相同，同樣地，各個種類的蔬菜和水果也都應該要食用，包括根、莖和葉類的蔬菜，以及仁果、核果和漿果等水果，只要能食用當季盛產的蔬果，自然就能達到多樣的變化，在植物性食物中也應該經常將堅果、藥草和香料納入菜單之中，如果要食用肉類、魚類、奶類和蛋的話，必須注意分量適中，並選擇品質優良的食材。

多樣化的飲品絕對值得推薦，這樣就不至於過度消費單一飲品如咖啡或酒精飲料，牛奶應該要大量地添加於飲品與菜餚中，而非僅當作解渴之用。

只要遵循均衡和多樣化的基本原則，絕對可以攝取到完整的膳食，所以每天的早餐可以在相同的麥片粥裡加入當季熟成的水果，兩餐之間則建議每天食用一小把分量的堅果或一份優格。

整體說來，均衡且多樣化的飲食原則上是正確的，但分量、品質和頻率都需要有所定義，人們才能夠深入理解所指為何。平日只要「簡單」而「適度」地吃和喝就能做到「正確」的營養攝取，沒有必要製作費用昂貴的精緻膳食，即使是利用簡單但精心挑選過的食材，也能製作出均衡、多樣化且美味的飲食。

簡單的飲食、充足的運動，並且對所有事物皆有所節制，就是健康長壽的最佳保證。（引自醫學之父希波克拉底）

3 食物有好壞之別嗎？

在食品交易市場中，我們擁有遠超過五萬種不同的產品，長久以來它們互相競爭，希望被納入健康優質類食品的行列，但截至今日尚無定論。當前最激烈的討論是關於否在食物標籤上採用紅綠燈號[1]來標示成分，而這項討論也顯現出要找到一種適用於所有食物，且讓所有食品領域相關人員都滿意的分類，是一件多麼困難的事。

此外還要盡可能地瞭解哪些食物特別能維持健康，哪些食物對健康幫助較少，然而，要將食物統一歸類會遇到兩種阻礙：第一是食用的分量，第二是各種食物和現成食品材料中的成分並不相同，因為若只是偶爾少量地攝取健康食物，對健康並沒有多大的益處，同樣地，少量或很少食用不好的食物，對人體也幾乎不會造成什麼傷害。因此規範食用分量和食用頻率，才是正確的作法。

上千種的現成食品對食物的分類形成了更大的挑戰，它們通常不只含有我們想要的材料，

1 由英國食品標準局（Food Standards Agency）於二〇〇六年率先開始試行的食品內容物標示方式，利用紅、黃、綠三種燈號來標明食品內含有的脂肪、糖、鹽等成分的分量。

也包含我們不想要的。也許可以根據主要內容物的分量來做合宜的選擇，但是個人的攝取量卻是另一個問題。日也許單單要求不要消費現成的食品，確實是太過天真了，因為現今大約百分之九十的販售食品，都是以加工過的形式供應。

避免吃到不好的食物，較可靠的辦法就是只購買食材，然後小心地料理食用，但自己不開伙又依賴外食的人，就需要挑選菜餚的方針了。重要的是那些被認為好的或不好的食物和膳食，它們每天被吃下肚的個別分量究竟有多少。吃下肚的東西通常會對身體造成長期影響。

我們建議重視食物品質的人購買並食用少量有機食品，為了不破壞食物的天然成分，必須小心地烹煮這些食物，健康飲食和美味享受兩者誠為一體，健康的食物也可以烹調得很美味，但不是所有好吃的食物都是健康的。

什麼是好的與壞的食物這個問題，最好以帕拉賽爾蘇斯[2]的名言來回答：分量決定一切。

食物是用來維生的工具。

2 Paracelsus，中世紀時期的醫生、煉金術士。

4 我們每天需要吃幾餐呢？

任何一種文化形態都有一套固定的菜色，有獨特的程序和烹調方式，以及時間和空間的安排慣例。一天當中分成三餐至五餐來進食是很普遍的，由於某些營養素會隨著供給量的增加而使人體所能吸收的百分比減少，因此將食物能量的攝取分配在好幾餐裡面，自有其意義，每天藉著至少三餐的進食，還能避免嘴饞的毛病發作。即便如此，每天用餐的頻率還是取決於個人的決定，因為有的人一天只想吃一餐或兩餐，也有人一天的飲食是採取少量而多餐，這些不同的進食模式長期下來究竟會對健康狀況和身心舒適度產生多大的影響，尚無定論。

比較令人們感興趣的是用餐頻率對體重的影響。我們不能肯定把相同的食物能量在一天內分成不同次數進食的話，效果是否仍然一樣。但我們知道在間隔時間比較長的三次正餐之間，胰島素製造的量會較少，這是因為胰腺在餐與餐之間並不會持續製造胰島素，這是只有依照三餐正餐進食才具有的優點，因為胰島素有助於脂肪製造，而且會妨礙脂肪分解。此外，進食正餐之後會使用到較多的胰島素，而且在兩餐之間的長時間空檔裡，也會比較容易產生飢餓感，特別是當血糖降得太低的時候，例如由於人體的激烈活動，或是食物熱量攝取太少所造成的情況。

如果將每天食物能量的攝取分配成三頓豐盛的正餐和兩次少量的間餐，那麼至少會讓第二型糖尿病患者每天的血糖與胰島素狀況比較好，但對於新陳代謝正常的人來說，少量而頻繁的進食就今日的認知而言並沒有什麼優點。

有趣的是，動物研究顯示在攝取同樣食物能量的情況下，若用餐的次數較少，則會延長動物的壽命，若將這種觀察結果套用到人類身上，實驗期間這些人每天只吃一餐，結果飢餓感和嘴饞的情況明顯增加了，同時在體重不變的情況下身體的脂肪量減少，然而血壓和血液中的膽固醇卻也同時上升了，因此這並不是一種值得推薦的飲食行為。

就我們所知，而且多半早已這麼做的，在一天當中分成數餐來進食再恰當不過。直到目前為止，我們並沒有一個有保障而且適用於所有人的建議，每天的用餐頻率仍保有充足的彈性空間。因此我們可以根據個人的生活習慣和工作節奏來考慮，每一個人都應該要自行釐清，自己決定每天進食幾餐對自身的健康最好。

5 我們應該早上吃得像皇帝，中午吃得像貴族，晚上吃得像乞丐嗎？

「早上吃得像皇帝，中午吃得像貴族，晚上吃得像乞丐」，這項流傳已久的建議起源於古老的中國，在德語區的文化圈裡，這種飲食方式也同樣備受推崇，因為胃裡如果裝滿了食物，人便不能好好休息睡覺，此外對於從事體力型工作的人而言，能從上半天的食物中攝取到足以應付白天工作的能量，這點一直都非常重要。

如今我們已經知道，簡單的晚餐比較不會造成身體組織的負擔，因為不需要進行耗費能量的消化過程，而這種古老的經驗到了現代，演變成所謂的「不吃晚餐節食法」（Dinner Canceling），也就是我們不食用晚餐，以及「在睡眠中瘦身」，這種方法對於體重過重的人特別具有吸引力。

「不吃晚餐節食法」對於長期減重的成效，以及這種方法據說也有延緩老化的作用，這兩點至今仍少有科學研究證實，但是它的缺點同樣也不甚明確，只不過對於常常到了晚上才能好好吃頓正餐的在職上班族而言，平常很難實踐在下午四點或六點後就不吃東西，對從事輪班工作的人來說則更加困難。最有意義的減重和抗老化策略，還是在於將營養的攝取調整成為持續而完善的形式，以及有健康意識的生活方式。

把晚餐留給你的敵人。（引自《老子》）。

6 基因改造的食品夠安全嗎？

雖然基因技術在醫學領域中有益於製造出帶有藥效的物質，但在食品生產方面對於基因技術仍存有疑慮，同時也是無法為大多數的民眾所接受。數十年以來，預估帶有保養與健康等附加效益的植物尚未有成熟的市場，或是說需要再次被市場所接納。當前絕大部分應用在經濟作物上的基因改造技術是關乎作物生長的特性，例如對除草劑和昆蟲的抵抗性等。

將基因技術使用在糧食作物上，隱藏著一連串必須嚴肅看待且迄今未獲澄清的潛在風險：

- 目前基因工程學的風險評估採用的是「附加型風險模式」（Additive Risikomodell），此模式的出發點在於基因特性會附加於其效果之中，但也因為這些效果增強或削減的程度無法預期，所以必須發展出一套「協同風險模式」（Synergistisches Risikomodell）。
- 新特性的引用也可能影響其他物質代謝方式及其終端產品，因此在基因轉殖抗除草劑的黃豆和抗昆蟲的玉米身上，可以發現到植物細胞壁產生了較強韌的木質化。透過生長賀爾蒙基因進行基因改造的鮭魚，雖然肉質和傳統的養殖鮭魚幾乎沒有不同，但牠們卻發展出不同的幼魚變色過程，以及不同的進食和游泳行為，而且有部分鮭魚的頭部會發生嚴重畸形。一種轉殖到豌豆上的大豆蛋白基因，會由於基因轉殖而在無意中產生變化，以至於進行餵食老鼠的實驗時引起了強烈的免疫反應，進而引發肺炎。

- 基因技術的干預，可能會導致對植物性食品產生變異潛在性過敏，舉例來說，若將蛋白質的基因放進基因轉殖的植物體內便會產生問題，這些植物會變成潛在的過敏原，如果同時把相同的蛋白質悄悄混入不同的重要經濟作物裡，對於過敏體質的人來說，所有貨架上的植物性食品可能都再也不能吃了。
- 在特定的條件下，人體的腸菌可以吸收基因改造植物的產物，如果在基因工程中殖入對抗生素有抗藥性的基因時，這種抗藥性就會透過消化系統或是農地本身，轉變為人類或動物的病源體，這種情況可能會讓目前微生物對抗生素的抗藥性加劇蔓延，同時也可能會使已經過度使用抗生素的密集式牲畜養殖和人體醫學的處境更加嚴峻艱難。
- 發展抗除草劑植物並沒有解決食物短缺的問題，只是將問題換成了另一種形式。原本預期應減少農藥使用量的目標並未達成，即使一開始時農藥使用量確實較過去減少，但短短幾年之內，可以觀察到害蟲普遍產生了抗藥性；和過去相比，農藥的使用反而明顯增加了，例如在美國和中國的黃豆與棉花耕作中就能發現這樣的狀況。

使用基因改造成分超過百分之零點九的產品應該如實標明，如果沒有直接標示在食品外包裝的成分表上與其相對應的成分說明後方，也要在旁註明；假如沒有成分表，就應該標明在標籤上，而散裝沒有包裝的商品，則必須以標示牌直接標註商品，這種標示方式也同樣適用於餐廳和飲食店的餐點。

自二〇〇八年以來，在製造過程中未使用基因改造材料的食品，都可以使用「非基因改造」的標章來標明，凡有此標章的食品都必須遵守嚴格的檢驗標準；而動物性食物在製造成食品之前，嚴格規定在一定時間之內不得以基因改造的飼料來餵食動物。

因為一個有機體事實上大於其各部分的總和，並且會在所有生物結構層面之間出現反饋，而反饋的原因和結果又是無法預期的，所以應該避免食用基因改造食品，直到能保證它沒有任何疑慮為止。

單單進步並非意味著成就，這跟前進的方向有關。

7 「地中海型飲食」對健康有多少幫助？

地中海型生活方式的健康觀點近來甚為人所稱道，其中，飲食扮演著關鍵性的角色。一九八〇年代，科學界首次證實了傳統地中海飲食有促進健康的效果，研究顯示出希臘克里特島（Insel Kreta）居民罹患心血管疾病的頻率較低。和克里特島的居民相比，當時在美國有超過四十倍的人死於心臟冠狀血管疾病，其主要的差別在於，克里特島的飲食富含有豐富的葉菜類、全穀類、豆類、堅果、魚、橄欖油和紅酒，以及少量的紅肉。

許多研究都進一步指出，採用地中海型飲食的人不論體重及膽固醇數值如何，發生心血管疾病、第二型糖尿病、高血壓、體重過重、新陳代謝症候群、類風濕性關節炎、阿茲海默症、失智症和癌症的機率明顯較低，除此之外，六十歲男性的預期壽命還較平均數值增加一歲，這項結果勝過了藥物的療效。

地中海型飲食促進健康的效果，可以拿來和完善飲食的效果互相比較（參見問題56），目前已有許多研究可以證明地中海飲食當中每一種特有的食物都含有優異的療效，例如核桃可以改善血管功能，杏仁可以降低膽固醇，橄欖油可以降低動脈血壓，或是番茄具有抗發炎的效果。

地中海飲食的優異療效中，適量地飲用紅酒可能對於心血管疾病及所有導致死亡的因素具有某種防範作用。紅酒含有高濃度抗氧化物質，這種作用在白酒、啤酒和其他酒類當中含量較少，儘管如此，一般還是不建議經常飲酒，因為酒精飲料並不是預防癌症的食品。

因為日漸接受北美的飲食習慣，住在典型地中海地區的人與傳統的地中海飲食方式漸行漸遠，尤其在希臘、西班牙和義大利南部，都漸漸採用不健康的飲食方式，並因此大大地增加體重過重、心血管疾病和新陳代謝症候群的現象。地中海型飲食方式如今逐漸在斯堪的那維亞和幾個阿拉伯國家中施行。

在地中海國家，有規律午睡習慣的人，證明可明顯降低罹患疾病的風險，相反地，縮短睡眠時間則有害健康，尤其是罹患新陳代謝症候群的風險因此提高；還有慢食運動（Slow Food）所推廣的緩慢進食，也證明能有益健康。整體來說，對健康有利的條件並非建立在個別觀點之上，而是在於整體的生活方式。

實行健康的飲食，永遠不嫌太早或太晚。

8 為什麼日本人比其他國家的人更長壽呢？

依據官方資料，全世界平均預期壽命最長的國家要算是日本了（男性七十八歲，女性八十四歲），雖然這項殊榮其實應歸屬於迷你國家安道爾（Andorra）。在預期壽命一覽表上，日本女性位居第二（第一名是聖馬利諾共和國〔San Marino〕），而日本男性則排名第九（而且還是在冰島和瑞典之後）。我們會提到日本，是因為它的人口數相當多（一億三千萬人），以及其屬地沖繩島（一百四十萬居民）的緣故，全世界超過一百歲的人瑞當中，絕大部分就是生活在沖繩島上。

日本傳統的主要食物是稻米、黃豆、魚和海藻。稻米與其他穀類相比，是富含碳水化合物的主食，只不過其蛋白質含量明顯偏低。

黃豆除了蛋白質和油脂外，還擁有豐富的植物雌激素（大豆異黃酮、金雀異黃酮〔Genistein〕、木質素異黃酮〔Daidzein〕），這些元素的食用與東亞國家心血管疾病發生率較少有著密切關係。植物雌激素也能提高骨質密度，舒緩更年期症狀，而且能中和具有攻擊性的自由基，除此之外，大豆也含有豐富的礦物質和膳食纖維。

常常食用大豆的國家也較少發生腫瘤疾病（如乳癌）以及慢性腸炎，這點和每日攝取植物雌激素有關。

日本對魚類的食用量，大約有德國的五倍之多，有一部分會製作成壽司生食，但是大部分會用蒸的或烤的方式料理。海魚是一種理想的Omega-3脂肪酸來源，Omega-3脂肪酸有助於預防動脈硬化和心血管疾病。

藻類同樣含有Omega-3脂肪酸，此外，藻類也提供所有海洋魚類這種健康物質的來源。日本最主要的食用藻類來自於海洋：

- 褐藻「海帶芽」是日本最廣為人知的藻類，乾燥過後的海帶芽可以用於煮味增湯。海帶芽含有很高的碘（一百公克乾燥海帶芽含有十毫克碘），此外也富含有助於腸道健康的膳食纖維——褐藻素。
- 紅藻「海苔」（由海藻製成，也稱為紫菜或海草。海苔是混合式香料中的一種成分，也用來包壽司，海苔中含有豐富的碘和一系列的微量元素。
- 褐藻「昆布」是一種可食用的海藻，主要用來包裹其他的食物。昆布含有許多礦物質，如鈣和鉀，與其他食用性藻類相比，明顯含有更多的碘。大約一百五十公克的昆布，就能滿足一個成年人一年所需要的碘量，因此對碘過敏的人若食用昆布就會發生健康問題。昆布其他的成分還包括具有抗凝血作用並能降低膽固醇的褐藻多醣

（Laminarin）、甜度相當高並具有抗菌利尿特性的甘露醇（Mannin），以及一種谷氨酸（Glutamatform），這種谷氨酸和常見的谷氨酸一樣都具有調味的功能，其誘發過敏的可能性極小。

日本其他知名的食物還有山藥、大豆和海螺，傳統上日本人較少食用肉類，用餐時大多配喝綠茶，很少喝清酒，整體而言，日本的烹調方式甚少油脂，膳食通常都不是非常豐盛，所以也很少發生體重過重的狀況。

但如果只是為了要活得長壽一點，並不一定要接受所有的日本飲食習慣，而且也不見得都能夠接受，不過我們可以按照自己的方法來烹調這些有益健康的食物，將之加入我們的膳食裡，例如可以經由豆漿和豆腐來攝取大豆，若不考慮到分量，食用魚肉實際上也是沒什麼困難的，倒是藻類的食用需要特別注意味道的調整，不過只要加入沙拉、菠菜和醬汁裡就幾乎感覺不到它們的存在了。

壽命不是用歲數來決定，而是由生活方式來決定的。

9 如何在平日落實健康飲食？

很多人對於如何準備健康的膳食都具備相當豐富的知識，但是基於種種因素，他們覺得要將這些知識落實到日常生活有很大的困難。受到阻礙的原因多半是習以為常的生活習慣、時間不夠、有其他優先考量、家庭成員或朋友不感興趣，偶爾則是因為懶惰。經驗顯示，就算有這些障礙，平時還是可以改換成健康飲食。

健康飲食的組成和一般普通飲食不同，即便如此，也不用刻意禁止些什麼，因為在任何情況下，偶爾有些例外並不會損害健康；此外，不應剝奪每個人為自己的飲食行為負責任的義務，而是要提供個人有機會自由獨立做出決定。

生活中的詳細建議：

- 多方面攝取豐富的蔬菜和水果，其中約一半必須是沒有加熱過的新鮮食材。
- 優先攝取全穀穀類和相關製品，而不是非全穀類製品。
- 將馬鈴薯和豆類（盡量選擇未經加工者）納入菜單之中。
- 使用堅果、油籽和油料作物的時候，可以生吃或加以烘烤，但要適量。

・限制脂肪的總攝取量，使用高價值的油和脂肪，例如天然冷壓的植物油或奶油。
・優先選擇特級鮮乳、殺菌的全脂牛奶或無添加物的奶製品，以及無添加物的各種乾酪。
・食用優質的肉、魚以及蛋，並且適量攝取。
・飲品應優先選擇未使用氯殺菌過的飲用水、天然的礦泉水或是無糖的花草茶和水果茶。
・多方面使用植物香料和香草來提昇食物的美味，鹽則要適量，並以添加含碘的鹽為優先選擇。
・相較於精緻糖和代糖，應優先選擇新鮮的甜味水果、蜂蜜或水果乾來增加甜味。

這些建議適用於健康的成年人，也相當適合孕婦、哺乳婦女、兒童、年長者和病人；針對一些與飲食有關的疾病，可以藉由採納這些飲食建議來降低其健康風險。

10 廣告會影響消費者的飲食行為嗎？

廣告是為產品工作的，不是為了消費者，廣告會引發消費者產生對某種特定商品有所需要的感覺，生產者就是這樣試著使消費者對他們的商品產生興趣，同時傳達給消費者一套集體印象，這種印象從必需性越過了滿足感而直達享受，特別是兒童，對於巧妙的娛樂性廣告訊息更是相當敏感。

廣告不會沒有效果，我們都知道比起那種只擺放在架上的商品，廣告強力放送的商品其市場需求更高，此外，廣告費用平均而言是產品最終價格的百分之十，自然也是由消費者來買單了，可見未刊登廣告或廣告較少的商品肯定比較便宜，但是較低的銷售量可能會讓這個有利條件再次破滅。

廣告的運作一般人是難以看透的，藉由食品中特殊內容物的暗示，會給予觀看者一種印象，即這是一種特別的健康產品，例如有一種訊息會表示，某些優格可以活化抵抗力。從科學研究就可以得知，這些產品多半幾乎沒有什麼作用，同樣地，那些為兒童額外添加了牛奶的巧克力在販售時，並不會告知其中也含有額外的糖和脂肪；許多高熱量的小點心應該要感謝巧妙安排的廣告，它們因此才能侵入校園，將紅蘿蔔和蘋果從點心時間的排行榜上擠下來。

由於消費者會辨識不實的廣告內容並加以譴責，另外也有消費者中心[3]提供有關廣告商品真正健康價值的資訊。諮詢一下是值得的，這也許能讓人們拒絕購買某項產品。出於這個原因，企業開始受到來自公眾和媒體的壓力而改變了食品的廣告方式，或者修改廣告的內容摘要，甚至改變產品的配方，這證明消費者的抗爭能夠影響某些事物的改變。

應該要避免購買那些強力廣告的產品。

---

3 Verbraucherzentralen，德國消費者諮詢機構。

二、植物界（幾乎）提供了一切營養

11 為什麼蔬菜對我們的健康這麼重要呢？

蔬菜比水果更有益健康，蔬菜因為熱量低，富有高度的營養素，如維生素、礦物質、膳食纖維和植物次級代謝物。蔬菜主要能幫助我們攝取維生素C、葉酸、β胡蘿蔔素（即維生素A前趨物）、鉀和鎂，有幾種蔬菜也是維生素B_6、菸鹼酸以及礦物質鐵、鈣的最佳來源。

蔬菜不僅提供完整的營養素，也提供身體天然的保護力，可以預防許多慢性疾病，因此整體而言，大量攝取蔬菜可以降低死亡率及罹患心血管疾病和癌症的風險。除了不吸菸之外，規律地攝取蔬菜（和水果）最能有效預防心肌梗塞與早死，其中尤以綠色蔬菜和甘藍植物特別有效。

多吃蔬菜有助預防體重過重，也可間接防止罹患第二型糖尿病的風險，更可降低高血壓與血壓上升後的風險。大量攝取蔬菜和水果的人其骨質密度較高，也因此降低骨質疏鬆的風險；攝取大量的非澱粉類蔬菜也許可以降低罹患口腔、咽頭、喉頭、食道、胃和大腸等癌症的風險，可能也可以降低直腸癌和肺癌的風險（澱粉類蔬菜是指馬鈴薯以及其他的塊莖類）。

在飲食當中納入許多蔬菜，會有非常多促進健康的作用，這可歸功於維生素C、鉀和鎂，此外還有生物活性物質也有同樣的功效，特別是植物的次級代謝物（參見問題38）。

蔬菜（和水果）對於心臟的保護效果，應歸功於其中高含量的抗氧化物（除了植物次級代謝物之外，還有硒和維生素C），這些物質能保護細胞壁抵抗攻擊性氧化合物，也就是自由基的傷害，就連經由蔬菜而攝取的可溶性纖維、葉酸、鉀和鎂——透過其他機能結構——都有助於保護循環系統。

總而言之，這些保護效果並不是僅靠著某種內含物質就能達成，而是仰仗各種物質的互相作用。尤其是針對癌症，因為蔬菜預防癌症的效果並非倚靠單一物質。飲食中攝取豐富蔬菜的效用，在於這些食物當中的多種內含物質間的多層面相互配合。

蔬菜水果有益健康的顯著重要性，促使許多國家進行「天天五蔬果」的運動，這項運動建議大家每天至少要攝取三份蔬菜和兩份水果。由於許多對健康有益的內含物質，含有許多植物次級代謝物，會因為加熱而遭到破壞，所以每天應該要吃一部分未加熱過的新鮮蔬菜。蔬菜的挑選應該要以當季的時令產品為指標，而且最好是當地出產，同時，變換不同顏色的蔬菜也有好處，這樣就可以從各種不同的植物次級代謝物中獲得益處。

12 哪些水果特別有益？

水果和蔬菜都是我們最重要的抗氧化維生素C和β胡蘿蔔素（即維生素A前趨物）以及植物次級代謝物的來源（參見問題38）。抗氧化物能保護我們免受自由基的傷害，強化免疫系統，並提供天然的保護力以對抗傳染病、心血管疾病和癌症，尤其是西印度櫻桃、沙棘果、奇異果和黑醋栗都含有大量的維生素C；杏桃、哈密瓜、沙棘果和許多熱帶水果如芒果、木瓜、柿子和番石榴中，都含有豐富的β胡蘿蔔素，此外還有少數幾種水果是很好的葉酸來源，例如草莓、柳橙、酸櫻桃和甜櫻桃等。

許多水果也有助於攝取礦物質和膳食纖維，特別是香蕉、香瓜、奇異果、新鮮無花果、甜櫻桃、各種漿果及柑橘都含有豐富的鉀，尤其是香蕉、黑莓、綠色瓜類以及熱帶水果如木瓜和百香果，都是供應鎂的優質來源。

新鮮水果特別適合在飢餓時食用，因為水果含有天然的糖分，例如果糖和葡萄糖，可以迅速被身體吸收並提供熱量，但是與甜食和蔗糖不同，水果並非「空有」碳水化合物，還提供了維生素、礦物質、膳食纖維和植物次級代謝物；由於水果大多都以未加熱的形式被攝取，所以這些不耐高溫的物質也得以保留下來。

同樣重量的水果乾每單位含有更多的礦物質和膳食纖維，因為相較於新鮮水果，其中減少了約百分之七十到八十的水分，因此乾燥的水果如杏桃、無花果、棗子和李子等成為很好的鐵元素供應來源，而乾果在促進消化和排便方面的效果要歸功於豐富的膳食纖維含量。相反地，維生素含量就比新鮮的水果明顯要少了很多，因為在乾燥過程中一部分的維生素已經遭到破壞，水果乾裡面的碳水化合物被濃縮了，熱量也因此增加，所以乾果在食用上需注意適量，特別是當作甜食和點心來食用的時候。

先前談論過的蔬菜食用方式同樣也適用於水果，意即要混合食用，因為很多有益健康的效果不是僅靠著少數幾種內含物質而已，還需要許多物質的多層面相互作用才能達成。此外，建議每天依照色彩原則攝取二份水果的效用也已經得到證實，如果交替地食用藍色、黃色、橘色和綠色的水果，就可以攝取到多種植物次級代謝物和微量營養素。

應該要優先選擇當季的水果，一方面因為味道最好，另一方面是因為充分熟成的水果中含有更多的維生素和植物次級代謝物。當地出產的水果更是值得推薦，因為長時間的運送過程會減少營養素含量並加重地球氣候的負擔（參見問題58）。在水果產量不足的冬季月份，只好退求其次購買進口的水果，但應該要避免空運的水果，因為利用飛機運送特別會造成氣候和環境的傷害。

最好的肉類就是水果果肉。

13 為什麼漿果這麼值得推薦呢？

夏天是吃漿果的季節，廣受人們歡迎的漿果只有短短幾個月的產季而已。每位德國人平均每年吃掉約六點五公斤的漿果，其中一半以上是草莓（做個比較：德國人每人每年吃掉的蘋果大約是三十四公斤）。漿果不只好吃，還能提供豐富且極有價值的營養成分，保護我們免於疾病的威脅，例如黑醋栗含有豐富的維生素C，覆盆子和接骨木果汁裡則含有大量的鉀。漿果因為含有大量的特定植物次級代謝物——多酚——而特別有價值，在多酚的概念中含括了幾千種物質，能夠發揮不同的健康效用，當中特別突出的是酚酸（丹寧酸）和類黃酮。

特定的酚酸（如鞣花酸）在黑莓、覆盆子和草莓當中含量尤其豐富，可以對抗癌症的產生、防止傷害性的氧化過程，還有其他的酚酸（例如沒食子酸）可以抑制細菌、病毒以及真菌的活性。歐洲越橘、蔓越莓、覆盆子和草莓的萃取物，可以抑制造成兒童癱瘓的病原體「小兒痲痺病毒」的生長。酚酸大部分都不耐高溫，黑莓果醬所含有的酚酸活性大約只有新鮮莓果的四分之一而已。

類黃酮是一種植物界中分布廣泛的色素。將水果和蔬菜染成紅色、藍色和紫色的是花青素群，漿果類特別是黑醋栗、歐洲越橘和黑莓，算是含有最多花青素的食物。人體的很多新陳代謝過程都會受到類黃酮的影響，例如氧化過程、血壓、免疫力和發炎等，此外，類黃酮有抗凝血作用，能抑制細菌、病毒和真菌，並且預防心血管疾病的發生。飲用蔓越莓汁可有效預防尿道感染，這點已經經過證實。加工食品的類黃酮含量比未加工過的新鮮食物少了大約百分之五十，但這並不是加熱效果所造成，因為類黃酮相當耐高溫，確切地說，類黃酮是被洗掉以及經過長期貯存而分解掉了。

與其他蔬菜水果相同，採收的時間點會影響漿果類水果的營養素含量，如果果實有充足的時間熟成，維生素和酚類的含量就會提高，也因為如此，應該要盡可能攝取當季當地出產的漿果類水果，而且要吃新鮮、未加熱的。

持續食用和飲用正確的食品，你就會長壽而少病。

14 馬鈴薯和其他塊莖類在我們的飲食中有多重要呢？

馬鈴薯和其他塊莖類如番薯、樹薯、山藥和芋頭，都是高澱粉的食物，幾乎沒有脂肪而且水分含量很高。馬鈴薯經證實含有高濃度的數種營養素，例如維生素C、B_1和菸鹼酸，以及礦物質鉀和鎂，此外亦提供了相當有用的膳食纖維和高價值的蛋白質。

直到一九六〇年代馬鈴薯都還是德國人重要的主食，幾乎每天都會出現在菜單上。隨著經濟逐漸富裕，以及一個毫無根據的糟糕形象——馬鈴薯是「肥胖元兇」，馬鈴薯的食用量因而持續下降。今日馬鈴薯的攝取量大概只有六〇年代的一半，而且其中幾乎有一半是加工過的馬鈴薯製品，例如薯條、馬鈴薯泥、馬鈴薯丸子和洋芋片。

馬鈴薯製品在煎烤或油炸的時候營養密度會明顯降低，因為脂肪含量會提高十倍，將馬鈴薯去皮烹煮（鹽水煮馬鈴薯）也會減少營養素的含量，維生素和礦物質會因為削皮和過濾而流失到水裡。烹煮帶皮的馬鈴薯特別能保留營養素，而使用少許的水蒸煮，其重要營養素的損失最少。

帶皮的馬鈴薯不含丙烯醯胺。澱粉和蛋白質在乾燒且置於高溫（超過攝氏一百八十度）之下時，特別是在煎烤、烘烤、油炸和烘焙的過程中會產生丙烯醯胺，尤其是洋芋片、薯條和烤馬鈴薯，都顯示含有大量的丙烯醯胺。相反地，到目前為止已經證明水煮或蒸煮的馬鈴薯不會產生丙烯醯胺。

全世界的馬鈴薯品種超過五千種，但是我們能買到的只有一小部分而已，不過很多天然食品專賣店也會供應特殊品種的馬鈴薯，其中包含特別適合當地土質和氣候狀況的傳統類馬鈴薯，或是形狀、顏色奇特以及風味五花八門的馬鈴薯，即便是其他塊莖類如番薯、山藥、芋頭、樹薯或菊芋，在世界上很多地區都是居民的主食保障，它們全都可以豐富我們的菜單。

馬鈴薯和其他的塊莖類食物是很好的碳水化合物來源，有利於平衡脂肪，而且含有大量的微量營養素，這些食物對我們的營養有很大的貢獻，而且價格相當便宜，在飲食均衡的範圍之內是不會造成發胖的。

15 每天應該攝取哪些穀物呢？

幾千年來，各式各樣的穀物是絕大部分人類最重要的糧食基礎，全世界所攝取的食物當中，幾乎有一半的熱量和大約百分之四十的蛋白質，源自於穀物和穀類製品。可以作為糧食的穀物有七種：小麥、黑麥、燕麥、米、玉米和小米，此外還有原始種的小麥如斯佩爾特小麥、單粒小麥、二粒小麥和卡姆小麥。青麥粒指的是在半熟時期便收割烘乾的斯佩爾特小麥，而黑小麥則是小麥和黑麥的雜交品種。除了上面所提到的這些植物學上屬於禾本科的穀物種類外，也有其他的植物和穀類會被人類食用，雖然它們在植物學上屬於其他類別，例如蕎麥，以及來自南美的植物藜麥和莧菜。

每天應該要盡可能地以全穀類製品的形式來食用穀物，因為穀物基本上能幫助我們攝取熱量、膳食纖維、植物次級代謝物，以及幾乎所有的主要營養素。攝取大量的全穀類製品能預防心血管疾病、高血壓、第二型糖尿病和癌症。除了碳水化合物和蛋白質之外，全穀穀物還含有豐富的維生素，如B_1、B_2、B_6、菸鹼酸、泛酸、葉酸和維生素E，以及礦物質鉀、鎂、鐵、鋅、銅、錳和鉻。

因為維生素、礦物質和膳食纖維主要存在於穀粒的麩皮和胚芽裡，營養素含量會因為去除穀粒麩皮和細緻的精磨而大大降低（參見問題44），營養素也會由於烹調和烘烤的高熱影響而遭到破壞，尤其是不耐高熱的維生素和植物次級代謝物，不過全麥麵包比起白麵包明顯含有更高的維生素和礦物質濃度，因為其原始含量本來就比較高，更由於使用全穀製作，因此能夠盡可能地保留營養素免於流失。

但「全穀」並不代表必須完全食用整顆穀粒或以此為主，全麥麵包也可以用精磨的麵粉來製造，重要的是要用完整的穀粒加以磨碎、粗磨、壓成片或是使之發芽。此外，烹調方式並沒有特殊限制：烤餅、煎餅、粥、糊、全麥麵包或全麥小麵包、全麥麵、全麥麥片、全麥精緻糕點等等。完全煮熟的穀粒（如糙米）或粗碾過的穀類（如碎小麥），會是補充蔬菜和豆類菜餚很好的選擇。部分穀類也能夠以未加熱的全穀新鮮穀粒（或混合麥片）的形式來食用，依照個人喜好和消化狀況，可採取新鮮壓片、粗磨或壓碎以及泡軟等方式，或者也可以讓它發芽。

不同的穀類和不同的烹調方式可以產生各式各樣美味的可能，尤其是所有變化形式都使用到的時候；以這種方式就能體驗到口味的變化，也能更充分利用穀物所富含多種不同濃度的內含物質。

16 為什麼不可生食菜豆和其他的莢果呢？

在植物學中，蝶型花亞科（豆科）的成熟乾燥種子都算是豆莢類，例如菜豆、豌豆、鷹嘴豆、小扁豆，以及花生，但是菜豆和豌豆的帶籽半熟豆莢卻屬於蔬菜類，如四季豆或蔓生菜豆以及甜豌豆等。大部分生的莢果（除花生例外）都含有天然的毒素，會嚴重損害健康。

血凝素，例如植物血凝素，會造成紅血球凝結，以至於損害血液中的氧氣運輸，除此以外，這種毒素會沾黏於小腸絨毛上，造成物質代謝失調。源自中南美洲的數種菜豆尤其含有植物血凝素，例如庭園菜豆（蔓生菜豆和四季豆）、白豆、大紅豆、花豆、利馬豆等等均屬此類，而其他莢果，如產自亞洲的蠶豆和鷹嘴豆，也都含有植物血凝素。中毒的初步症狀是嘔吐、腹瀉以及腸胃不適，尤其是植物血凝素含量高的豆類如紅蕓豆，只要四到五顆的生豆仁就足以讓成年人出現這些症狀，如果中毒的情況嚴重還會造成腸胃出血，甚至死亡。由於藉由加熱作用可以盡可能地破壞這種毒素，因此乾燥的莢果也只有煮熟之後才能食用。莢果在發芽的過程中，也會分解掉一部分的植物血凝素。

有些莢果，尤其是利馬豆，含有有毒的氫氰酸化合物。氫氰酸是一種劇毒物質，會阻礙細胞呼吸，進而導致死亡。在浸泡和破壞其細胞之後，莢果裡的氫氰酸會經由特殊酵素在我們咀嚼時釋放出來，因此一定要將莢果充分地煮熟，藉由高溫破壞這種酵素，並讓已經產生的氫氰酸揮發。煮過和浸泡過的水應該要倒掉，尤其是在處理利馬豆的時候。發芽的莢果因為還殘留著損害健康的物質，建議在食用之前先用沸水泡煮過後再處理。

在過去，食用煮熟的莢果顯然比起今天要來得普遍，因為它富含高營養素，而且其膳食纖維和植物次級代謝物的含量均屬高品質。莢果是所有食物中蛋白質含量最高的，可提供複合碳水化合物以及豐富的維生素B群、鎂、鉀和鐵，經常食用莢果可以減少導致體重過重、心血管疾病、第二型糖尿病和癌症的風險；此外，莢果特別適合糖尿病患者食用，因為它會讓血糖上升得相當緩慢。

鐵匠吃的東西，會使裁縫受到傷害。（引自瑟巴斯堤安・克奈[4]）

4 Sebastian Kneipp，水療醫學之父，其言意指飲食是相當個人化的行為，適合某人吃的食物不見得也適合另一個人。

17 堅果有哪些促進健康的功能呢？

即使堅果的脂肪含量相當高，它仍舊是別具價值的食物。每週規律地食用四到五次分量大約二十至二十五公克的堅果，有助預防心血管疾病；經常食用堅果可降低罹患心肌梗塞或死於其他心臟疾病的風險。

堅果中的若干內含物質具有促進健康的作用，單元和多元不飽和脂肪酸是好的脂肪酸，特別是α亞油酸，能降低血液中的總膽固醇和壞膽固醇含量，而高膽固醇就是心血管疾病的主要風險因子之一。堅果其他有價值的內含物質還有膳食纖維、維生素E和葉酸，礦物質有鈣、鎂和鉀，還有胺基酸精胺酸以及植物次級代謝物如植物醇與多酚。

食用堅果不只能降低血脂，還有延緩發炎的效果，對血管功能也有正面的影響。堅果是含有最多抗氧化物質的食物，如維生素E和植物次級代謝物等抗氧化物，可以防止在血液中循環的壞膽固醇因為自由基而氧化並因此產生傷害。氧化的壞膽固醇會造成動脈硬化，而動脈硬化就是造成心血管疾病的主要原因之一。

擔憂多吃堅果會因為其高脂肪和高熱量而使得體重過重，這種憂慮並未經過證實；相反地，因為堅果能增加飽足感，規律地食用反而會降低體重增加的機率，但是建議不要將堅果添附於日常的膳食之中，而是用於取代含有大量飽和脂肪酸的食品，如高油脂的動物性食品、點心和甜食。

除了有促進健康的作用外，堅果還能提供不同的營養素，特別值得一提的是，其中含有大量且身體容易利用的鈣、鋅和硒（巴西堅果！）。堅果絕對是我們每日飲食計畫中一項健康又美味的補充品。

18 哪些油籽適合食用呢？

油籽指的是幾種可榨取食用油的植物種子（如棉籽、麻籽、亞麻籽、油菜籽、黃豆、葡萄籽等等），適合直接食用的首推葵花籽、罌粟籽、南瓜籽、芝麻、亞麻籽和大麻籽。

油籽常用來灑在麵包上，或是當作麥片粥的配料，有的也會當成零嘴來食用，例如添加在綜合堅果裡。油籽富含單元和多元的不飽和脂肪酸，也是亞油酸和α亞油酸這兩種不可或缺的脂肪酸很好的來源。單元和多元不飽和脂肪酸可以預防心血管疾病（參見問題72），特別是這方面攝取的飽和脂肪酸較少的話。飽和脂肪酸則主要存在於動物性食物中。

除此之外，油籽含有大量的維生素E、B群，以及鉀、鎂、鋅和銅，而且也能夠提供鈣和鐵，其膳食纖維含量更是在所有植物性食物中居冠。膳食纖維能夠促進消化，而且其生物活性物質，也就是植物醇，有助於膽固醇數值恢復正常。

然而，多數油籽中別具營養價值的內含物質，若未經進一步處理是不能供人類使用的。因為種子的作用是用來繁殖和傳播物種本身，裡面含有新植物的胚芽，而油籽也是如此；為了保護這些重要的胚芽，例如向日葵仁和南瓜仁就會被「包裹」在殼裡，要去殼後才能食用。亞麻籽含有黏液，為的是讓種籽在通過我們的（或動物的）消化系統時不會受到傷害，以便最後可以發出芽來。

由於去殼的油籽通常未被充分咀嚼，或是太小了而咀嚼不到，因此人體並無法吸收大部分的油籽內含物質，所以，為了能夠順利地吸收這些有益健康的內含物質，在食用前先用機械將油籽分解是有道理的；此外也可以粗略地磨碎油籽，最好使用特殊的榨油機，或是也能處理油籽的穀物碾磨機，更小心的作法則是使用適合的壓片機碾壓。

油籽中內含的豐富多元不飽和脂肪酸，尤其是亞油酸，非常容易氧化，導致種子變質，嚐起來就會有苦味。若要避免這種狀況發生，同時盡可能地減少營養素流失，建議您在食用之前才碾碎油籽，將之封裝在深色玻璃瓶中，可以保存於冰箱裡數個星期。

19 植物香料和香草在健康當中扮演什麼角色？

植物香料和香草由於其天然成分裡含有獨特的味道和氣味物質，因此被視為烹調食物時重要的調味品，而在食物保存方面的功效也受到重視。通常被當作香料的是經過乾燥的植物部分，例如植物的根、皮、芽、花、果、種籽，或是這些部位的某一部分，如薑、肉桂、丁香、茴香、肉豆蔻、胡椒、芥末籽、杜松子等都是香料。相對而言，香草是植物的葉、花、嫩芽或是這些部位的其中一部分，會以新鮮的、乾燥的或是冷凍的狀態加入菜餚裡，讓味道和氣味更好，例如蔥、洋香菜（歐芹）、羅勒、細葉香芹、香薄荷、蒔蘿、月桂、百里香或迷迭香等都是香草。香草和香料之間的界線模糊，較難以劃分清楚。

在這裡我們不會進一步探討來自於動物和礦物的香料，如魚露和鹽等，因為它們的組成成分與作用方式顯然不同於植物性的香料和香草。

新鮮的香草可以混合使用，例如洋香菜和蔥，雖然其提供的維生素和礦物質對身體只有些微幫助，例如洋香菜含有大量的鐵，但因為食用量通常很少，實際上幾乎起不了作用。

香料和香草也含有豐富的植物次級代謝物（參見問題38）。除了香精油、吃起來辛辣的物質、松香和苦質之外，植物性賀爾蒙和鞣質也都屬於植物次級代謝物的範疇。這些物質對有機體有很多影響，能刺激唾液的形成，影響消化系統、肝臟以及循環系統與泌尿器官。上述對健康的影響，大部分是以經驗報告或根據傳統應用為基礎。

唾液的形成會讓咀嚼和吞嚥變得容易，保護口腔黏膜免受損害，防止齲齒並且防禦病原體。和沒有加調味料的菜餚相比，調味過的菜餚可使唾液分泌三倍之多，特別能促進唾液分泌的有辣椒、胡椒、薑、咖哩和芥末。

在腸胃方面八角、凱莉茴香籽（又名葛縷子）、茴香有防止腸胃脹氣的作用。丁香、龍蒿、獨行菜（胡椒草）和凱莉茴香籽，可以讓腸胃黏膜壁的血液順暢，促進胃液分泌而使胃口變好，而且也能幫助消化。

香料同樣也會影響循環系統，辛辣的香料例如辣椒和辣紅椒，都可以使心跳數增加並引起血管擴張；蒜有抗菌的效果，也會使血液的流動性變好。

在利尿效果方面，琉璃苣、茴芹、杜松子、龍蒿、明日葉（又名獨活草）和芹菜都會影響泌尿器官。

除了這些作用以及讓菜餚增添香氣之外，活用香料和香草會帶來有益的附加效果，那就是鹽的使用會明顯減少，而大多數的人都攝取了太多的鹽。

20 怎麼樣最能滿足我們攝取流質的需求呢？

流質主要是由水組成，我們一般不會把水當作營養素，雖然對人類的需求而言，維繫生存的重要物質中，水的需求量佔據第一位。從飲用水和礦泉水中攝取流質的重要好處，就是它們不含熱量。

成年人平均每天的流質需求量大約是二公升，但是這個需求量卻因人而異，因為體重、環境溫度、身體活動、健康狀態、年齡和飲食都會造成顯著的影響。食物含有的天然水分和烹調時加入食物裡的水，總計大約可達食物重量的百分之六十到七十，許多食物的組成成分以水分佔得最多，例如蔬菜和水果，它們的含水量在新鮮的情況下介於百分之七十到九十五之間，如果攝取大量的新鮮蔬菜和水果，相對地就可以減少每天的飲水量。

日常的飲料可依照不同的標準來滿足流質的需求：

無糖的香草茶和水果茶幾乎不含熱量，作為冷熱飲品時，它們的香氣會有令人愉快的調劑作用。藥草茶因為含有許多具療效的成分，不能長期當成解渴品來飲用。

蔬果汁含有許多礦物質和維生素，只有百分之百由該水果的汁液和果肉組成的飲料，才可稱為果汁。新鮮直接榨取的果汁不含其他的添加物，應該優先取用；除此之外，蔬菜汁的添加物有鹽、醋、香料和香草，如果要用來解渴，蔬果汁應該要稀釋後再飲用，但是果汁並不能當作新鮮蔬菜和水果的等值替代品，就算是富含維生素和礦物質的濃縮果汁，也不能彌補營養供給的漏洞。

加水稀釋的果汁飲料和水果飲料只含有百分之六到五十的水果成分，此外還會使用甜味劑來增加甜味，例如家用糖（蔗糖）、葡萄糖漿和果糖。

檸檬汽水和可樂飲料主要是使用檸檬酸來酸化，有時也會使用磷酸，除此之外還會添加碳酸，其他的添加物有例如焦糖、咖啡因、奎寧和防腐劑。

甜的即溶飲料如檸檬汽水或檸檬茶，主要是由水、精製糖和香精所組成。

運動飲料中有一部分是果汁，它會添加不同分量的礦物質和（或）維生素。如果不是從事高效能的運動，使用一比一稀釋過的果汁就可以有效地補足運動時消耗的碳水化合物，以及隨著汗水排出的礦物質。

能量飲料除了含有水和糖，也就是甜味劑之外，還有咖啡因、牛磺酸或肌醇，這些添加物會發揮提升效率或感到興奮的效果。

因為經過大量加工，並含有大量的甜味劑，而且多半含有添加物，所以應該避免飲用果汁飲料、水果飲料、汽水、可樂、能量飲料，以及即溶飲料和運動飲料。

咖啡、綠茶和紅茶以及可可都含有咖啡因，咖啡因具有引起興奮的作用。咖啡和紅茶中的單寧酸和綠原酸，會降低食物中鐵質的吸收；部分的綠茶和紅茶含有許多氟，可可還含有可可鹼，可可鹼同樣也具有輕微使人興奮的效果。可可裡面含有相當多的草酸，草酸會和鈣結合並且妨礙骨骼的建造。含有咖啡因的飲料比較不適合用來解渴，而且不應在進食正餐時飲用，也不適合大量飲用。

酒精飲料會造成有害健康的不良後果和社會問題。許多男性由於飲用酒精飲料攝取過多熱量，平均大約多出百分之五，長期飲用酒精會造成肝臟和胰腺的病變、高血壓、心肌梗塞、癌症，並且傷害神經和免疫系統。適量飲酒可以降低健康成年人罹患心血管疾病的風險，提高血液中好的膽固醇並降低壞膽固醇，避免血栓形成的危險。但就我們目前所知的結果，原則上仍不推薦酒精飲料作為促進健康之用。

適度飲水無害。（引自馬克・吐溫）

三、取自動物的食品有其價值，但也有它的代價

21 人類需要動物性產品才能取得足夠的蛋白質嗎？

動物性食物包含了性質迥異的多類食物，它們所含的營養成分含量存在著巨大的差異，如何健康地攝取這些營養成分，取決於動物性食品當下的形式（例如鮮乳或肉類）、動物畜養方式（例如有機或傳統），以及加工程度（例如未加工的生乳或殺菌過的牛乳）。相較於大部分的植物性食品，經過特殊加工的動物性食品通常會以脂肪與蛋白質的形式提供許多熱量。

紅肉來自於哺乳類動物，不僅含有豐富的蛋白質，也具有相當高的營養成分含量，例如維生素 B_1、B_6、B_{12}，以及鐵、鋅與硒。基本上這些營養成分關乎到某些特定族群，他們若在飲食方面未能多方變換且均衡調配的話，上述的營養成分攝取量可能會較為不足。

一般而言，雞肉含有較少的脂肪，卻擁有大量的基本胺基酸及豐富的維生素 B_1、B_2、B_{12} 以及菸鹼酸與鐵質。雞湯被認為是對付感冒及傳染病的古老家常祕方，其效用也許可以歸因為雞湯內含有防止發炎的成分。

牛奶及乳製品由於其脂肪含量高，是富裕社會裡營養熱量的主要來源之一，但是卻會供應過高的營養熱量，儘管如此，牛乳的特殊營養成分卻對健康飲食貢獻甚大。除了有蛋白質、基本胺基酸及脂肪酸以外，牛奶與乳製品同時也是鈣質、維生素 B_2 及 B_{12} 的重要來源。此外，牛奶中值得一提的動物性碳水化合物，是以乳糖形式出現，但並非每位成人皆能吸收乳糖。

蛋的特性是具有高含量的基本胺基酸、維生素A、B_2及B_{12}，以及鐵與鉀，但它同時也提供了許多膽固醇。

魚類除了基本胺基酸以外，還具備海洋動物所特有含量豐富的碘，同時魚類也是所謂**Omega-3**脂肪酸的重要供應來源，它在許多疾病的預防上都扮演了正面的角色（參見問題29）。另外，若與紅肉相比，幾乎所有的魚類都含有較少的飽和脂肪與鐵質，這能有效降低心血管疾病及癌症的風險。至於油脂較多的魚類，其特徵則是含有豐富的維生素A與維生素D。

動物性食物不含膳食纖維，而植物次級代謝物則只在少數的情況下才會出現，例如在蛋黃中便會有雞隻透過飼料攝取而來的類胡蘿蔔素；在甲殼類動物及一些魚類（例如鮭魚、河鮭）體內也都含有植物次級代謝物，這些物質則是魚從藻類中吸收而來。

22 為何不推薦人們一直攝取動物性食物呢？

因為吃進肚裡的不只是一些促進健康的物質，連有問題的物質也會隨著動物性食物一同被吸收，其中尤其是嘌呤、膽固醇、飽和脂肪酸及花生油酸等物質，不過除了上述這些有問題的物質外，也有一些是經由加工所產生會危害健康的物質。就這點而言，動物性食物也有可能和植物性食物一樣遭到來自環境中的有害物質汙染。在某些特定的內臟部位中，這些有害物質的濃度非常高，因而有必要勸阻人們不要食用這些部位。

嘌呤是核酸的組成要素，除了所有的肉類及魚類（特別是像肝及腎之類的內臟部位）之外，連莢豆類當中也含有豐富的嘌呤。富含嘌呤的食物會提高體內的尿酸濃度，並可能因此增加罹患痛風的風險。牛奶和蛋則因為不含嘌呤，所以在營養學上經常將之列入痛風患者的飲食當中。

對身體本身的膽酸及類固醇荷爾蒙而言，膽固醇是重要的合成原料，它能夠由人體自行製造，但是當人體自行合成的分量過多，又或者在一段較長的期間內，從食物攝取而來過量時，就可能會發生膽固醇數值升高的情形，而此數值就是罹患心血管疾病的風險因素。蛋具有很高的膽固醇含量，其比例遠超過肉類所含的膽固醇，前者在每一百公克當中大約含有四百毫克的膽固醇，而後者在每一百公克中則僅佔四十五至六十五毫克。

在大多數的動物性食物中都含有豐富的飽和脂肪，就連酪梨及可可油裡也有。飽和脂肪會導致油脂在代謝作用中轉換困難以及動脈硬化的風險，甚至有可能形成腫瘤。

花生油酸則可能引起或增強體內的發炎反應，因此對類風濕性關節炎的患者來說，避免食用動物性食物是一項重要的營養方針。

加工過的動物性食物有可能產生一些損害健康的物質，例如致癌物質，因此用亞硝酸醃鹽加工過的肉類或香腸，經由亞硝酸鹽與胺類的連結，可能產生所謂的亞硝胺。有鑑於此，現在有許多生機食品工廠會刻意不在肉類製品的加工過程中添加亞硝酸醃鹽。

關於致癌的風險，肉類的烹調方式扮演著一個根本的角色。燒烤及煎炸會產生雜環胺與多環性芳香化合物，這些物質有可能助長癌細胞的形成（參見問題45）；煙燻的肉類製品也有同樣的問題。

除了這些不受歡迎的化學成分外，動物性食物有時候也可能受到有害物質的汙染。就這點而言，一方面與微生物（諸如沙門氏菌、彎曲桿菌、李斯特氏菌及腸出血性大腸桿菌、細菌毒素如赭麴毒素），以及主要由於加工時衛生條件不良而產生的寄生蟲（如線蟲）有關，另一方面則是可能累積在動物器官組織內的環境汙染物質（如二氯二苯三氯乙烷〔DDT〕、多氯聯苯、戴奧辛、鉛、鎘、汞及銫），不過，這些問題在最近幾年已明顯地改善。除此之外，也可能有一些在動物飼養過程中產生的有害物質（例如某些動物用藥、荷爾蒙、抗生素與殺蟲劑）存在於動物性食物中，動物的飼養形式在這方面具有決定性的影響，在有機畜牧企業裡是禁止使用荷爾蒙和抗生素來預防牲畜疾病或刺激生長。

人類對真相有很高的期待。

23 人類需要吃多少肉類來滿足對蛋白質的需求呢？

基本上，人類不必靠肉類來滿足其對蛋白質的需求。人體需要的只是一些不可或缺的蛋白質成分而已，也就是無論在動物性或植物性食物中都具備的基本胺基酸。若能確保基本胺基酸的供應，那麼食物的來源是什麼便不是那麼重要了，只要能保證營養供給符合需求即可。

人體的蛋白質供給量以每公斤體重對應零點八公克方為足夠，如此便能夠滿足健康成人對基本胺基酸的每日需求，在這當中業已顧慮到了安全限度，亦即將蛋白質在生物學上的可利用性及其品質都納入了計算，即便是針對耐力與重力運動員，這樣的攝取量原則上也絕對足夠，只有在肌肉建構的階段以及進行高效率運動時會需要較多的蛋白質，以便輕鬆滿足身體對於更大量食物的需求。在德國，尤其是年輕的男性，每日實際的蛋白質攝取量平均明顯高於需求。

食物裡的蛋白質品質會透過「生物上的價值」呈現出來，這裡指的是食物中的蛋白質要透過某種身體的作用才能轉換為身體本身的蛋白質。當食物裡的蛋白質成分愈符合人類對基本胺基酸的需求，那麼它就具有愈高的價值；動物性食物如牛奶、蛋或肉類，皆由高價值蛋白質所組成，身體能夠相當順利地轉換這種蛋白質。由於來自蛋的蛋白質所含的生物價值最高，因此以此作為參考單位，而植物性蛋白質則具有不同的生物價值。

以植物性食物（例如莢果類與穀物）適當地搭配組合，就能讓植物性蛋白質的生物價值提高，靠著這種增值效果，便能夠達到與蛋的蛋白質相同的生物價值，或是明顯更高的價值，而這種知識對於只被允許吃少量蛋白的腎臟病患來說是十分重要的。用以搭配組合的食物不一定要在一餐內吃完，也可以在一天之內分餐食用。

若蛋白質攝取量充足，則動物性蛋白質所擁有的較高生物價值就變得幾乎無關緊要了，它單純只對蛋白質攝取量介於臨界值的狀況或是一些特定的疾病才具有意義。重要的是我們必須知道，植物性食物通常也同時含有一些具預防功能的物質，像是膳食纖維以及植物次級代謝物；相對地，與動物性製品一同被吸收的，則是對健康較不利的物質，如膽固醇、嘌呤或飽和脂肪酸。我們也必須考慮到，製造出動物性蛋白質，需要花費數倍的植物性蛋白質，這種轉換過程——即所謂的精化——需要許多能量及原料，且會對環境造成損害；此外，它還會為南半球貧窮國家的人民帶來有害的影響，因為人們經常為了有利可圖的外匯而在土地上種植飼料作物，但這些作物卻並非作為當地居民的糧食之用。

24 食用紅肉可能會有哪些缺點？

來自哺乳類動物（豬、牛、水牛、羊、山羊、駱駝）的紅肉以其明顯較高的鐵質含量而與白肉（家禽、魚類）有所區別。若不考慮特例的話，紅肉中的脂肪通常高達百分之四十至五十的比例是由飽和脂肪酸所組成。

除了飽和脂肪酸以外，紅肉中高含量的鐵質成分也與心肌梗塞罹患風險的增加有關，即使根本就沒有吸收鐵質的需求，肉類中的鐵質亦會被身體迅速地吸收，而且分量顯然要比從植物而來的鐵更多，這些多餘的鐵質會以游離狀態殘留在體內，因為人體本身並沒有排出鐵質的機制。然而鐵是易氧化的物質，這意味著它會產生所謂的自由基，也就是一些非常容易產生反應的化合物，這些物質可能會損傷血管壁。

由於前述自由基的形成，過量的鐵質不僅有引發心肌梗塞的危險，同時也會提高罹患癌症的風險，而且已經有許多研究提出證據支持這個論點：經常食用紅肉與大腸癌的產生，此兩者之間存在著關連性。這尤其適用於重度加工過的肉類製品，食用這些肉類而導致直腸腫瘤的風險最高。除此之外，吃紅肉還會導致胃腸消化系統中產生更多容易引發癌症的N亞硝基化合物，因此同樣也會增加引發大腸癌的危險。科學上已明確指出，食用紅肉以及加工肉類製品，已經從「可能」對罹患大腸癌具有高風險，升級為「確實」存在著高風險，也就是說，食用紅肉有可能會造成罹患大腸癌的機率提高，而食用加工過的肉品也會使風險增高。

肉類加工的程度顯然也扮演著重要的角色，紅肉致癌的可能性與加工過程中產生的物質有關，例如由於高溫而誘發出的物質變異、有可能以此方式而生成的雜環芳香胺或是多環性芳香化合物，皆被歸類為有可能致癌的物質（參見問題45）。

基於以上這些認知，我們會建議適量地食用紅肉；平均每週的攝取量不應超過三百公克，加工過的肉類則應當盡可能完全避免食用，尤其是燻製、醃漬，以及透過添加化學防腐劑而使其可長久保存的肉類製品。

最好的醫生就是每個人隨時自我節制。

25 食用動物內臟健康嗎？

內臟指的是哺乳類動物的舌頭、心臟、肝臟、腎臟、脾臟、肚、腦、乳房及肺臟，同時也包含了家禽的這些部位（例如鵝肝、雞雜等）。如同動物身上所有可食用的部位一般，內臟普遍富含高價值的蛋白質，有時還含有超高比例的維生素、礦物質或脂肪酸，尤其是肝臟。

肝臟擁有特別豐富的維生素A，也含有鐵、葉酸、鋅與銅。為了安全起見，孕婦應避免食用肝臟，或者限制食用量（從懷孕的第三個月起，最多每個月吃一次），因為過量的維生素A可能會傷害到胎兒，造成胎兒畸形，也就是說，過多的維生素A會導致遺傳特徵變異。

動物性食物所含有的來自環境汙染的物質如鉛、鎘及汞，最近已有降低的趨勢，因此並不會造成健康的急迫性危險，然而，某些特定的內臟由於汙染物質積聚的關係，仍舊殘留有非常多的毒素，因此還是可能會損害人體健康。尤其是動物體內的排毒器官如肝與腎，其中很可能累積了重金屬、工業用化學藥劑或一些藥物殘餘，有害物質的累積會隨著動物年齡成長而增高，所以食用歲數較大的動物之內臟會受到限制，或者遭到禁止。

為了盡可能地減少吸收環境汙染物質，應該大幅減少內臟的食用，甚或停止食用。由於野生動物體內有時含有非常高的物質殘留，因此我們會建議，應完全避免食用野生動物的內臟。

許多消費者早已漸漸拒絕食用內臟，隨之而來的結果就是，有更多的動物內臟被加工摻入香腸製品中，此外，內臟的成分可能會依據不同的價格與商品等級而有非常大的差異，這個時候，稍微看一下成分表是值得的。

政策和香腸是怎麼做出來的，人們還是別知道比較好。（引自奧圖・馮・俾斯麥）

26 人類需要飲用多少牛奶呢？

基本上人類並不需要乳製品，因為牛奶所具備的一切營養物質，在其他的食物當中都有，但是基於其高度的營養價值，由乳牛、山羊、綿羊、駱駝、牝馬及其他哺乳類動物所產的乳汁與乳製品，在許多文化圈中，都具有營養上重要的價值地位，然而，除了印度以外，牛奶在大多數的亞洲地區，直到不久之前仍幾乎未受到重視。

造成此情形的原因，一方面係由於地理及文化類型，因為酪農業並非在所有地區都有需要或能夠實行，另一方面也有一些營養生理學上的因素，因為成年人的體質普遍來說不適合食用奶製品。用來分解乳糖所需的酵素乳糖酶，大部分的人到了成年期體內就不再製造，這表示全世界有百分之七十五至八十的民眾在幼兒期過後會產生乳糖不耐症，只有來自高加索地區的白種人演化出一種基因缺陷，使成年人也能夠分解乳糖。

牛奶平均含有百分之三點七的蛋白質、百分之五的碳水化合物（乳糖）及百分之四的脂肪。占德國鮮奶總量九成五的乳牛乳汁即符合這些數值。此外，在牛奶及乳製品中具備有豐富的鈣、維生素B_2和B_{12}，另外值得注意的還有維生素A、B_1、B_6與葉酸，以及碘、鋅和鎂的含量，因此對於有高度營養需求或營養素吸收不足者，例如兒童或年長者，也包括素食者（蛋奶素）來說，奶製品確實很重要。然而我們應該考慮到，乳製品同時也會提供豐富的熱量與脂肪，因此應優先選用脂肪含量較少者，如低脂的乳酪類。

為了滿足對鈣質的需求，成人每日應攝取約一千毫克的鈣。在德國，成人可透過牛奶及乳製品吸收約五百毫克的鈣質，剩餘的部分則攝取自其他的食物。至於因為乳糖不耐症或對牛奶蛋白質過敏而無法飲用牛奶的人，其鈣質的需求完全可以從其他來源（例如羽衣甘藍菜、綠色花椰菜、茴香、芝麻籽、富含鈣質的礦泉水）來補足，在這種情況下，經過妥善安排的飲食內容便顯得特別重要。由於過度加工的乳製品如奶粉、無糖煉乳及無菌牛乳會造成維生素的流失，所以應盡可能避免使用；就連加工過的乳酪[5]，也因為含有許多添加物而不算是值得推薦的食物。

有機農業生產的牛奶與乳製品是最好的，它們已被證實具有較多促進健康的成分（參見問題57），並且是以比較不影響環境的方式被製造而得。

---

5 指加入了乳劑、額外的鹽、食用色素與乳清，有各種口味、顏色及紋理的乳酪，例如切片包裝的起司。

27 為何生牛乳不能立即飲用？

幾乎沒有一種食物像牛奶這樣，會由於加工方式而使品質有如此大的差別，這些不同的加工級別會導致其性質、保久性及口味上的差異。

生乳是未經過加熱，在擠乳程序後直接過濾並冷藏的牛奶。在農產廠商遵守特定條件的情況下，這種生乳即可以用農家直售的方式直接售予消費者。生乳當中，維生素、礦物質與主要營養素皆以自然的形式存在，即使在冷藏狀態下，生乳也只能存放幾天而已，其脂肪含量在百分之三點八至四點二之間，某些品種牛隻生產的牛乳則含有高達百分之六的脂肪。

認證鮮乳是唯一一種能透過買賣取得的生乳，這種牛奶受到嚴格監控，既不能加熱也不能使它均質化[6]。生產的廠商必須通過政府相關部門許可，並接受定期控管。

有機牛乳產自有機農場，近來幾乎德國每一家超市都能買得到，特別是夏季的有機牛乳，比傳統牛奶多了四到六成有益健康的Omega-3脂肪酸與共軛亞麻油酸，同時還增加了三至七成的維生素、類胡蘿蔔素和其他抗氧化物。

---

6 均質化指的是為了使剛擠出的牛奶脂肪均等化而進行攪拌，會使牛奶過度氧化，有害於健康。

用巴斯德滅菌法（Pasteurization）消毒過的牛乳，係以攝氏七十一到七十四度的溫度加熱三十五至四十秒，以消除致病的病菌。基於衛生保健的因素，我們建議敏感體質者如幼童、孕婦、嬰兒及病人飲用這種牛奶，以避免因為處理不當的生乳而引發疾病。

ESL牛乳（Extended Shelf Life〔ESL〕，延長保存期限）是指以攝氏一百二十七度加熱十至十五秒的牛奶，可以當作鮮乳放在零售商店的架上出售長達三個星期。

超高溫加熱過的牛乳以攝氏一百三十五至一百四十度的高溫加熱六至十秒，作為可久放的牛奶，能夠保存數月之久。保久乳即帶有一種典型經過烹煮的味道。

無菌牛乳指的是在攝氏一百零九至一百一十五度下，加熱二十到四十分鐘的牛奶，以煉乳的形式低價販售；此類牛乳幾乎可以永久保存。

以上所有的加熱方法除了會讓蛋白質變得無法食用，並因此使酵素失去活性之外，也都會導致特定維生素的部分流失。比起用超高溫加熱過的牛奶，使用巴斯德滅菌法只會損失少量的維生素，而超高溫加熱則會使百分之五（維生素B_1、B_2、B_6與葉酸）至百分之二十（維生素B_{12}與C）的維生素失去活性，至於無菌牛奶在經過消毒除菌之後，起碼有半數的維生素會遭到破壞。

除了這些加熱處理的方法，另外還出於某些標準化的原因會將牛奶脫脂，在這種情況下，牛奶所含的脂肪會完全被去除掉，然後再經過重新混合來調整牛乳中標準化的脂肪量：全脂牛乳至少含有百分之三點五的脂肪，部分脫脂或低脂牛乳的脂肪比例為百分之一點五至一點八，至於完全脫脂的牛乳（即脫脂牛乳），最多只能有百分之零點五的脂肪。自從二〇〇八年起，消費性牛奶無論脂肪含量多少都可以在德國市場上販售。

為了使牛奶成為乳製品的加工過程變得容易一些，牛奶會被均質化。這麼做可防止許多消費者不樂見的乳脂肪與奶水分層，因此以巨大的壓力將牛奶由細小的噴嘴擠壓出來，好讓牛奶中的脂肪與蛋白質分布均勻。

不含乳糖的牛乳則是為了有乳糖不耐症的人所製造，其中的乳糖會被添加的乳糖脢（一種酵素）分解掉，如此一來，患有乳糖不耐症的人就可以吸收牛奶了。

28 什麼是益生菌優格？

優格是一種酸奶製品。要製造優格，首先必須將牛奶以巴斯德滅菌法消毒，然後摻入天然的優格菌，菌叢會在相應的溫度下繁殖增長。優格菌會將牛乳中含有的乳糖分解為乳酸，以獲得大部分的能量，而這些所謂的乳酸菌，或者更確切地說，是乳酸菌分解後的產物，被視為能夠促進健康，因為它們能抑制腸道中不受歡迎的疾病病源體生長、穩定免疫系統，並幫助解決腸道方面的問題。通常優格經過胃裡的鹽酸與小腸的消化酵素分解後，只會剩下大約百分之五的乳酸菌。為了達到促進健康的功效，必須規律地攝取足夠分量的乳酸菌，因為它們本身無法在腸道環境中繁殖。

益生菌優格含有某些特定的菌叢，這些菌叢是在優格經過發酵與巴斯德滅菌法消毒後才添加進去。此類細菌通過胃腸消化道後較能留存下來，同時也會產生促進健康的效果。雖然益生菌微生物主要用於乳製品，但也會被加入其他食物中，這樣的產品就屬於機能性食品，它們是除了原本的功能以外，還附帶促進健康之重要效果的產品。

益生元優格中有許多無法消化的食物成分，例如菊糖或纖維素，這些成分能夠為腸道中可產生促進健康效果的益生菌建立養分基礎。益生元物質也可以被添加進其他的產品中，而在自然狀態下，主要是以膳食纖維的形式存在於食物之中（如全麥穀物、馬鈴薯、莢果、水果及蔬菜），同時也能夠以這種方式發揮其促進健康的功用。

雙菌優格兼具益生菌微生物及益生元物質，兩者各自擁有的預期效果會混合在同一件產品之中，這麼一來，含有雙菌的食物便能阻擋腸道中有害健康的病源菌生長，對平衡腸菌叢產生正面的影響，並抵銷有害物質的影響，同時減緩消化方面的問題。

至於製造商所提出與健康相關的說法——例如增強抵抗力之類——經過獨立研究調查後證明，這些說詞並不完全確切，因此我們無法確定，是否確實會發生廣告中所聲稱的預防效果。優格裡的活菌培養，亦可見於以有機方式製造的產品之中。

29 為何規律地攝取魚肉也是健康飲食的一環呢？

雖然淡水魚與海水魚擁有相似的身體構造，但研究顯示，海水魚天生就具有高度的碘含量。富含脂肪的海水魚如鮭魚、鯡魚或鯖魚，都是長鏈多元不飽和脂肪酸，亦即Omega-3脂肪酸（DHA及EPA）很好的供應來源。Omega-3脂肪酸對健康具有眾多正面的功效。

依據脂肪含量，魚肉可區分為低脂肪魚，像是脂肪量低於百分之一的梭子魚或鱈魚；脂肪量適中的魚，如虹鱒或鯉魚（百分之一至十的脂肪）；以及高脂肪量的魚，例如鰻魚、鯖魚或鯡魚，則含有高於百分之十的脂肪。脂肪豐富的海水魚，體內Omega-3脂肪酸的含量明顯較高。

Omega-3脂肪酸在冠狀動脈心血管疾病的預防中扮演了重要角色，可降低心肌梗塞的風險及整體致死率。這種脂肪酸對於體內的發炎症狀、血流品質、血壓、血脂質及身體的抵抗力等，皆具有良好的影響，除此之外，它對於組織荷爾蒙的形成及神經組織的生長來說也非常重要，並兼具預防退化性疾病的作用，至於它對集中力、記憶效能，以及痴呆與阿茲海默症所產生的影響，則是近來的新興發現且前途可期的研究結果。

魚肉也含有較高含量的硒、維生素A與D、維生素B群，以及高價值的蛋白質，由於這些因素讓魚肉成為很有價值的食物，就營養學觀點而言，每週應攝取二次魚肉；然而，有些高脂肪的魚類，例如來自受廢水汙染水域的鰻魚，身上可能帶有環境化學藥劑，在這種情況下便不建議食用。此外，有許多種海水魚數量已經大幅減少了，因此基於生態保育的理由，應該調整魚肉食用量為每週一份；同時，人們也應該多加注意魚的種類及來源，值得推薦（食用）的魚類是鯡魚、綠青鱈及鱒魚；此外，快要絕種的則有鮪魚、比目魚、鰈魚與鰻魚。

有很多具療效的植物，卻沒有具療效的動物。（那庸鰈[7]是做什麼用的呢？）

7 庸鰈（Heilbutt）的德文由治療（heilen）及鰈（Butt）兩字組合而成。這是一種產於波羅的海，重達兩百公斤、身長兩公尺的大魚。作者此處只是藉此魚之名作「療效」方面的雙關聯想。

30 蛋要吃多少才有益健康呢？

雞蛋是出色的營養供應來源，因為它內含高價值的蛋白質、大量的維生素A、B_2、B_{12}和D，以及鐵與鉀等成分。

雞蛋的蛋黃每顆可供應約三百毫克的膽固醇，可能會增加血液中的膽固醇含量，而血膽固醇向來與罹患心血管疾病的風險上升有所關連。然而，經由食物吸收而來的膽固醇量，其實比起身體自行製造的膽固醇明顯要少得多，就罹患心血管疾病的人數來說，尚無法證明食用雞蛋與血膽固醇含量升高，或者是和心血管疾病之間，有著直接的關聯性，因此美國的心臟協會已將「限制雞蛋的消費量」這項建議，從協會的健康方針中剔除。

但是為了保險起見，有膽固醇過高問題的人，以及對食物的膽固醇有強烈反應的人，還是應該要節制蛋黃的食用。食用過多的蛋也可能會讓已生成的膽結石出現問題，因為當我們從食物中攝取過多膽固醇時，膽汁裡膽固醇積累的情形便會明顯地增加。

雞蛋加工後可能會產生不同的健康功效。生蛋白中含有所謂的卵白素，這種物質會降低維生素B群中生物素的可使用性，因此建議不要太大量地食用生蛋白，至於卵白素則可透過加熱使其失去活性。

從健康觀點來看，為了營養均衡，謹慎地消費雞蛋（約莫每週兩次）乃無可非議。因為雞隻飼養所產生的廢棄物排放量有時會對環境造成巨大負擔，並且會引起動物倫理）的問題，因此應該優先選擇以有機方式飼育的雞蛋。

健康不是一切，但沒有健康一切就免談。（引自亞瑟・叔本華）

四、食物內含的物質與其作用

31 有哪些營養素是我們容易攝取不足的？

歐洲人主要攝取的營養素為脂肪、蛋白質和碳水化合物，無論以何種標準來看，都攝取了超過身體所需的分量。

在調查營養素攝取的情況時，只能夠確定維生素與礦物質平均而言是否符合建議攝取量，或者比標準值更低。對照一般人藉由飲食吸收的各種營養素的平均分量與建議標準表顯示，人們不容易攝取足量的維生素D、葉酸、碘與氟。維生素D的供應特別是在缺少陽光的季節，以及年紀較大的人身上會有不足的情形（參見問題36）。

其中，葉酸攝取不足的狀況最為嚴重，因為有高達百分之八十至九十的民眾皆未達到建議的葉酸攝取量，但是這個建議量有可能超出個人本身真正的需求量。

在碘的部分，即使已經藉由餵食乳牛含有碘鹽的飼料，好讓人們能透過飲用牛乳來獲得碘而有所改善，攝取量卻還是一如既往地不足。此外，我們必須注意到，碘過敏者通常對含有碘的食物具有顯著的吸收障礙（參見問題35）。

氟的吸收則依地區而有非常大的不同，因為大部分的氟都是經由飲用水來供應，而飲用水中的氟含量則會隨著地域而存在極大的差異。

脂溶性的維生素A、E與K，以及水溶性的維生素B_1、B_2、B_6、B_{12}、C、菸鹼酸與生物素，這些物質的攝取情形平均來說大致符合建議攝取量，礦物質中的鉀、鎂、鐵和鋅的情形也都符合，然而鈉與磷這兩種礦物質的平均攝取量卻超過了建議量。但這不意味著上述的營養素就沒有攝取量偏低的情形，因為此平均值並未傳達出我們想了解的訊息：到底有多少人攝取的單一營養素真的符合標準。一般來說，這種平均值僅說明大約有半數民眾所攝取的營養量比平均來得低，相反地，另一半的人則較佳。

至於維生素B_2、B_6、C和E，以及礦物質鎂和鐵，它們平均的攝取量勉強與建議量相符，因此可以這麼說，民眾攝取的營養量有時候並非最理想的，例如我們知道約有一成的民眾其維生素B_6攝取量確實偏低。

此外，在不同群體之間也必須做出區隔。例如，孩童與青少年通常缺乏維生素B_1與鈣質的攝取，孕婦則是缺乏維生素B_6、生物素、鎂與鐵，而多數的女孩及年輕女性，其血液中的鐵含量往往過低；年長者所吸收的維生素B_2、B_{12}與鈣質普遍太少，至於長期服用避孕藥的女性，常會有維生素B_2、B_6及維生素C攝取不足的情形。另一種營養素攝取不足的潛在風險族群是素食者，也就是忌食所有動物性食物的人，他們透過食物所攝取的鈣、硒、維生素B_2及B_{12}並不足夠。還有一些因為慢性疾病而必須長期服用藥物的人，也經常會碰到特定營養素攝取偏低的情形，像是癲癇病人的生物素攝取量時常不足，而帕金森氏症的患者則缺乏維生素B_6。

32 為什麼植物性油脂比動物性脂肪好？

脂肪經常被一概認為是「不健康的」，但是脂肪有不同面向，尤其在涉及對人體健康所產生的效用時，其好與壞是不可一概而論的。要評斷食物中各種脂肪的好壞，有一條首要而簡單的原則就是：植物性油脂比動物性脂肪好。

不同種類的脂肪主要藉由所含的脂肪酸來做區別，脂肪酸的長度以及碳原子之間的雙鍵數目會有所變化，不具有雙鍵（亦即均為單鍵構成）的脂肪酸稱為飽和脂肪酸；擁有單一或若干個雙鍵的脂肪酸，則稱為單元或者多元不飽和脂肪酸。植物性油脂多半均顯示含有大量的不飽和脂肪酸，而這些脂肪酸有時則與基本物質有關，也就是說，人類的器官組織需要靠這種脂肪酸來建構組織與製造信號素，而人體是無法自行建造的。大部分的動物性脂肪，像是牛油與香腸，含有較多飽和脂肪酸及少量的必需脂肪酸，因此比起動物性脂肪，人們應該多多攝取植物性油脂。

我們食用的脂肪會影響血脂質，因而增加罹患心血管循環系統疾病的風險。飽和脂肪酸會增加血液中的低密度脂蛋白膽固醇[8]，也就是「壞的膽固醇」之濃度，長期下來，將可能導致

---

8 Low-density lipoprotein cholesterol（LDL-C），負責在血液內運載脂肪酸分子至全身供細胞使用。低密度脂蛋白所

血管的窄化（動脈硬化）。相反地，多加攝取不飽和脂肪酸則會降低壞膽固醇的數值。

動物性脂肪含有身體製造細胞膜與荷爾蒙所需要的膽固醇。身體自行製造的膽固醇比經由食物吸收的更多，如果體內總膽固醇含量過高的話，若非因為自行製造過多的膽固醇，就是從食物中攝取太多的量，可能會堆積在血管裡，造成血管硬化。

大部分的植物性油脂中，不飽和脂肪酸的含量總計高達百分之八十五至九十五，油菜籽油、核桃油、大豆油及亞麻油都含有一種特別有益的脂肪酸成分，但是在植物性脂肪中也有例外，例如可可油實際上就只含有飽和脂肪酸，而棕櫚果油與棕櫚油主要也是由飽和脂肪酸所組成。相反地，豬油倒是含有大約五成的單元不飽和脂肪酸，也就是有益的脂肪酸，雞肉脂肪也有百分之三十七的單元不飽和脂肪酸，以及百分之二十八的多元不飽和脂肪酸，因此總計共有六成五的脂肪酸是有益的。儘管如此，我們還是應該非常節制地使用這些脂肪為妙。

大部分的魚類脂肪則是這條原則的另一個例外。儘管具備了動物的性質，魚的油脂大部分卻是由必需脂肪酸組成，亦即Omega-3脂肪酸，這是會對健康造成許多正面影響的特殊多元不飽和脂肪酸（參見問題29）。

攜帶的膽固醇濃度與動脈硬化、心血管疾病等有關。

33

什麼是複合性碳水化合物？

複合性碳水化合物指的是多糖類，或是像澱粉這種嚐起來沒有甜味的多醣類，是由一些部分分支的單醣類長鏈組合而成。澱粉是麵粉、其他穀物製品以及馬鈴薯的基本內容物；單醣，例如葡萄糖，則是最單純的碳水化合物，嚐起來有甜味，而蔗糖這種雙醣也是一樣，一般都習慣稱之為「糖」（參見問題93）。

膳食纖維也是複合性碳水化合物的一種，它含有一些食物成分是人體的消化酵素所無法分解或是分解不完全的（參見問題37）。膳食纖維幾乎只和植物性食物的基本成分有關，人們對膳食纖維的攝取在最近一世紀間，因為飲食習慣的根本改變而明顯減少了；所有穀物類攝取量的降低，加上由富含膳食纖維的黑麥麵粉類轉而食用膳食纖維成分較少的小麥麵粉類（白麵粉），是造成這種情況最主要的原因。

白麵粉與其所製成的烘焙品，主要內含澱粉，會相當迅速地被消化酵素分解成單醣，單醣會在小腸中被血液吸收，並提高血糖濃度，接著胰腺會釋放出胰島素，這種荷爾蒙是負責吸收組織細胞中的糖分。由於血糖含量迅速上升，胰島腺可能會因此釋放出過多的胰島素，而原本存在於血液中的血糖便會迅速被組織吸收，當身體對能量的需求不大時，血糖則轉化為脂肪，並儲存於脂肪組織中；最後血糖含量又會迅速地降低並引起饑餓感，所以，長期食用以白麵粉製成的烘焙品，以及其他經過大量加工、充滿澱粉的食品，會使體重增加。

但如果是天然的、富含膳食纖維的食物中，複合性碳水化合物的消化情形就不一樣了。全麥麵包的澱粉正是如此，它還被包含在天然的細胞結構裡，因此消化酵素無法太快將之分解，而內含的膳食纖維也會減慢澱粉的消化速度，導致血糖上升速度較慢，而飽足感也就能維持得比較久。

34 人體需要多少蛋白質呢？

蛋白質是蛋白的專業說法，人類必須藉由食物來吸收蛋白質，並且為了能夠藉此製造出身體本身所需的蛋白質，因而將之分解為其基礎成分，也就是胺基酸。胎兒成長的階段，是胎兒出生之前，還在子宮裡孕育的時候，蛋白質對人體特別重要，這個時期的胎兒會經由母體攝取蛋白質；除此之外，蛋白質對對幼童也很重要。而成年人也需要一定的蛋白質，因為肌肉、酵素及荷爾蒙都是由蛋白質所組成，並且會在一定的時間內代謝更新。

人體對於高價值蛋白質的每日需求量，大約每公斤體重零點六公克蛋白質；若考量到個人的需求波動、特殊情況（例如生病時）與安全限度，以及偶爾因為攝取多種食物吸收的蛋白質所造成的消化力降低等情況，我們會建議，平均每公斤體重應攝取零點八公克的蛋白質，舉例來說，一名體重七十五公斤的成人，每天所需的量是六十公克，而一個四十公斤的小孩則需要三十公克的蛋白質。

動物性食品中的蛋白質含量，肉類為百分之十二至二十四，魚類是百分之十三至二十一，雞蛋則有百分之十三。在德國，由肉類與肉製品供應的蛋白質比例佔了男性總蛋白質攝取量的百分之三十五，女性為百分之三十，然而魚肉與蛋卻只佔百分之三至五；男性的蛋白質總攝取量接近一百公克，女性則為近七十公克，都明顯超過了建議攝取量。平均而言，不攝取肉類（及肉製品）和魚肉的飲食，仍然能夠供應建議攝取量的蛋白質；但是蛋白質攝取的情形也顯示出會依年齡層不同而有巨大的波動，約莫有三分之一的年長者並未獲得蛋白質的建議攝取量。

每日的蛋白質攝取量最多不應超過每公斤體重二公克蛋白質的分量，然而實際上十八至二十四歲的年輕男性，有四分之一以上都超過了建議值。倘若蛋白質攝取量超過每公斤體重兩公克的數值會如何？學界對此意見分歧，一方面有報告指出如此能減低罹患心血管疾病的風險，而且能促進髖關節骨折的復原；不過除此之外，由於腎臟的鈣質排泄會增多，有可能導致降低骨質密度及產生腎結石，進而危及健康。總結來說，有更多的證據顯示，飲食內容大多是動物性蛋白質時，那麼過多的蛋白質便可能會特別不當。

動物性蛋白質帶有較多的含硫胺基酸（如甲硫胺酸、半胱氨酸），這種胺基酸的分解會提高腎臟的酸排放量。動物性蛋白質的酸潛在性有可能導致輕微的代謝性酸中毒，並可能因此減少蛋白質本身的合成，反而增加其分解；至於強烈的酸中毒，則會發生氮平衡呈現負值，以及與年齡有關的骨骼與肌肉流失等情形（參見問題59）。

食用富含蛋白質的食物，尤其是內臟、魚類、肉類、肉製品及莢果類，也會吸收到大量的嘌呤。嘌呤的分解會提高血液中的尿酸濃度，長時間持續攝取過量蛋白質可能會導致痛風（參見問題76）。

35 碘鹽會產生哪些優點與風險？

人體需要靠碘來維持甲狀腺激素的機能。當碘攝取不足時，甲狀腺激素便無法活化，可能會發生甲狀腺亢進逆反應，身體會為了彌補碘的不足，製造出更多的甲狀腺激素，因為此種原因而腫大的甲狀腺被稱為甲狀腺腫，病情發展到某種程度就可從外觀觀察到脖子上的結節。如果不加以治療，就會隨著時間產生甲狀腺機能不足的問題；除此之外，這樣的代謝障礙還會產生畏寒、集中力衰退及體重增加等影響。孩童若缺碘，有可能會損害腦部發育，並出現學習與記憶方面的障礙；若由於母體明顯缺碘而使嬰兒無法獲得足夠的碘供應量，可能會因此引起智能方面的嚴重阻礙。為了預防甲狀腺腫的產生與甲狀腺機能不足，成年人每日應攝取二百微克的碘，孩童則依年齡不同，攝取量介於一百至二百微克之間。

碘是許多德國人攝取不足的營養素之一（參見問題31），這得歸因於食物中所含的碘是取決於土壤及地下水的碘含量，而德國的土壤缺乏碘質，因此許多食物的碘含量也比地球上其他地區來得稀少。自然界中含碘量豐富的食物如魚類、海鮮及藻類，就德國當地一般的飲食習慣來看，人們攝取的量並未達到必要的充足程度，舉例來說，一個人每天必須食用四百克的鯖魚、一百七十公克的綠青鱈魚排或一百公克的大西洋鱈魚才算足夠；平均而言，人們每日所攝取除碘鹽外的碘量介於九十至一百微克之間，而這僅是建議攝取值的一半。

從數年前開始，由於缺碘而引發的甲狀腺腫大症好發程度，在德國出現了逆轉現象，最主要繫因於碘鹽用量的增加。若稍加注意德國人每日包含碘鹽的整體碘攝取量，現在的平均數值已經達到每日一百八十五至兩百三十三微克，因此碘鹽的使用可說為此做出了決定性的貢獻，能預防碘攝取的不足。而在乳牛飼料中增加碘的做法，也改善了經由牛奶與乳製品所攝取到的碘量。然而，德國尚未達成讓所有社會階層皆能獲得充足碘供應量的目標，因為在抽樣檢查中仍一再出現有二至三成的受試驗者被診斷出甲狀腺腫大的症狀。目前在德國有八成以上的家庭使用碘鹽，為了使甲狀腺腫的好發程度更進一步降低，有必要讓這個數字繼續往上提升。

但是，也有一些人由於碘鹽廣泛的使用而飽受痛苦，因為某些特定的病症會對碘產生排斥，例如罕見的皮膚病「皰疹樣皮炎」，這種患者必須避免接觸所有含碘製品，因此在飲食選擇上有某部分受到相當的限制。至於愈來愈常出現的對含碘顯影劑或藥物的過敏現象，其實引起此類不適反應的並非碘，對顯影劑過敏的人並不會因為食用了碘鹽而受害。

36 德國的陽光是否足以製造充分的維生素Ｄ？

維生素Ｄ是維生素中的一個特例，因為在一般情況下，人體無法自行製造維生素，必須仰賴食物供應充足的維生素；然而身體卻能自己製造出維生素Ｄ，前提是皮膚要接受足夠的陽光照射。

依照一般飲食習慣，一天僅能吸收到大約二至四微克來自食物供應的維生素Ｄ，因為只有少數的食物天生含有大量的維生素Ｄ，像是野生的魚類、雞蛋及野生蕈類；因此對於大部分的人來說，在陽光照射下進行自我合成，是獲取維生素Ｄ的主要途徑。幸好我們現在知道，受到紫外線照射的蘑菇也能在生長階段形成維生素Ｄ。

此外，ＵＶＢ輻射線是否充足要視季節而定，在德國十一月到三月這幾個缺乏陽光的冬季月份裡，因為中歐的太陽位置偏斜，能夠照射到人體皮膚上的ＵＶＢ幅射線不足；相反地，夏季的太陽光原則上就足以製造出充分的維生素Ｄ。儘管如此，每天還是有必要在戶外停留至少十五分鐘之久，但是肌膚若因為衣物遮掩、塗抹防曬乳及大量的色素沉澱的關係阻止了ＵＶＢ輻射線的傷害，卻會導致維生素Ｄ的製造受限。

許多皮膚科醫師都警告，絕對不要在沒有防護的狀態下讓肌膚受到陽光曝曬，另外，民眾又經常過度使用防曬乳，這些都是造成維生素D供應量劇烈降低的因素。防曬係數十五的防曬乳能攔截約百分之九十九的UVB輻射線，也因此阻礙了百分之九十九的維生素D形成，至於因宗教因素而將身體完全遮蓋起來的穆斯林婦女，也經常顯示出維生素D缺乏的情形。對於一些擁有深膚色的人（例如來自黑色非洲的移民）來說，中歐的日照並不足以製造出充分的維生素D，因為他們皮膚裡的大量色素沉澱會阻擋掉百分之九十至九十九的UVB輻射線。

至於另外一類日照不足的族群則是老年人。隨著年齡增長，皮膚會變得愈來愈薄，存在於肌膚中的維生素D前體也就愈來愈少。以一個七十歲的人為例，其維生素D的形成平均會減少約百分之七十五的量，而更困難的部分是，多數的年長者很少會在戶外逗留，所以有必要讓老年人接受較長時間的日光照射。

缺乏維生素D尤其會對骨骼健康產生負面的影響，除此之外，也會提高罹患高血壓、自體免疫性疾病、傳染病及癌症的風險，因此充足地攝取維生素D顯得格外重要。

即使害怕曬傷和得到皮膚癌，也不能完全不讓肌膚照射陽光。澳洲開始流行肌膚防護運動後，當地人缺乏維生素D以及罹患皮膚癌的機率明顯上升了，因為不只曬傷會提高皮膚癌的風險，缺乏維生素D也是肇因之一。

有鑑於此，我們要在夏季儲備符合需求的維生素D存量，並於日照稀少的冬季多注重攝取富含維生素D的食物，這點相當重要。專家建議，若沒有充足的陽光，則每日需攝取二十至二十五微克的維生素D，就此量而言，一般從魚類、雞蛋及蕈類所獲得的量幾乎是不夠的。冬天沒有曬到太陽的人，可以暫時以營養補充品加以補充。

一般的日曬機可不是替代品，因為日曬機的燈光並不含UVB輻射線。

37 什麼是膳食纖維，它又有哪些功能呢？

膳食纖維是植物性食物中，人體無法分解或只能分解極小部分的成分，主要存在於穀物、蔬菜、水果、堅果及莢果類中。膳食纖維並非皆為相同的物質群組，從化學面向來看，大部分的膳食纖維都與複合性碳水化合物有關，類似於澱粉，唯一的不同在於，膳食纖維是由木材的成分——木質素——所組成。

實際上膳食纖維可區分為非水溶性膳食纖維及水溶性膳食纖維。水溶性膳食纖維如纖維素和木質素，是組成植物細胞壁的成分，因此幾乎在所有的蔬菜及水果種類中均含有此成分，在全麥穀類當中的含量極高。非水溶性膳食纖維像是果膠、洋菜或亞麻籽黏液，與水接觸後能夠產生比自己本身還要重好幾倍的重量，非水溶性膳食纖維存在於特定的水果類、藻類或亞麻籽當中。另外有一種特殊的膳食纖維是抗性澱粉，其在穀物顆粒當中僅有極小的量。將馬鈴薯煮熟並待其冷卻之後才吃的話，就會形成抗性澱粉。

雖然膳食纖維無法被人類所消化，因此基本上並不能算是營養素的一種，但它卻是分外重要的食品內含物。由於其結構會促使人較深入地咀嚼，如此一來便能刺激唾液產生，有助於預防齲齒。不僅如此，膳食纖維也明顯能降低食物的熱量密度，因為膳食纖維本身只會提供少許的食物熱量，但卻占了相當大的體積；相較於膳食纖維含量稀少的製品，充滿膳食纖維的食物所擁有的熱量密度要小得多，也會提供長時間持續的飽足感並能預防體重增加。

非水溶性膳食纖維則透過與水的結合，降低了食物經過胃與小腸的速度，這樣可使血糖濃度較為緩慢、平均地上升。在大腸中的膳食纖維會被微生物分解成為供給腸菌叢以及腸壁細胞的養分，有些膳食纖維的目的是促進腸菌叢中有益健康的微生物生長。膳食纖維能夠與腸道中有機的有害物質與重金屬結合，並藉此削減被吸收到血液裡的有害物質成分。膳食纖維也會將膽汁酸凝結在一起，幫助降低血液中的膽固醇濃度及罹患大腸癌的風險。非水溶性膳食纖維與水的結合會使糞便體積增大並加快食糜[9]通過的速度，藉此促進排便順暢。

建議每天至少要吸收三十公克的膳食纖維，但是仍有許多人無法達到。不過素食者大多會攝取比三十公克更多的膳食纖維，而吃生素食的人經常達到雙倍的分量，非洲國家的攝取量則超過一百公克。

膳食纖維會減輕身體的負擔。

9 經腸胃消化後的乳狀食物。

38

什麼是植物次級代謝物？它對健康又有什麼影響？

「植物次級代謝物」是統稱許多不同植物成分的概念，它可以促進人類的健康。總共有超過十萬種的單一物質與之有關，而這些物質又分成了許多群組。

人們認為植物次級代謝物對健康具有許多正面影響，有些能抵抗癌細胞的形成，另外一些則具有抗氧化的效果。有時植物次級代謝物會對血糖值及血脂質產生好的影響；甚至還會對免疫系統與發炎過程發揮正面的效用。

類胡蘿蔔素是一種植物性色素，著名的β胡蘿蔔素即是隸屬於此一群組，但也包含了較鮮為人知的物質，如番茄中的茄紅素，或是菠菜及綠色花椰菜裡頭的玉米黃質。有些類胡蘿蔔素會在人體內轉化為維生素A，而所有的類胡蘿蔔素均具有抗氧化作用，這意味它有能力攔截體內或環境中存在的自由基，使之變得無害，因此能預防基因與其他細胞成分受到傷害。

植物固醇則與人類的膽固醇擁有結構上的相似性，存在於植物中油脂豐富的部位，像是葵花籽、小麥胚芽與核果，以及純淨的植物油之中，且能夠對血脂質產生有益的影響。

皂苷是一種嚐起來有苦味的化合物，在大豆、鷹嘴豆及其他莢果類中都含有皂苷。如同在動物實驗中所顯示的，皂苷會刺激免疫系統，對大腸癌具預防性功效。而從歐亞甘草根部取得的甘草調味劑——甘草甜素，也是皂苷的一種，不過嚐起來可是一點都不苦。

硫配糖體是芥末、辣根及甘藍類蔬菜中一種典型的調味劑，它有抗菌的效果，並能影響身體自身荷爾蒙的代謝，因此它同時也有助於防止胃癌、乳癌、肝癌及肺癌。

多酚是植物次級代謝物中最大的群組，除了咖啡酸以外，漿果類、紅酒、茶葉及巧克力中的色素都屬於此一類組，另外還包含洋蔥、羽衣甘藍和蘋果裡頭的物質。多酚極可能全都能預防癌症，同時也具備抗氧化和抗菌的潛力。類似人類荷爾蒙雌激素的植物雌激素，同樣算是多酚的一種，它來自於大豆，這也解釋了在東亞地區乳癌好發率較低的原因。

蛋白酶抑制劑是特殊的植物成分，會阻礙專門消化蛋白的酵素，這種物質出現在大豆、其他莢果類以及穀物當中，除此之外，也有效抑制發炎的效果。

柑橘類水果、薄荷及凱莉茴香等香味劑都屬於萜烯的一種，可以提高身體本身排毒酵素的活性，並且能有助於防癌。

硫化物是典型常見於大蒜與洋蔥之內的調味劑，具有抗菌效果，會對血液的流動特性產生正面影響，也能夠幫助防止幾種癌症。

你們的食物應該可以作為藥物，而你們的藥物也要能夠作為食物才是。（引自希波克拉底）

39 食物中有哪些有害的殘留物？

食品中存在著許多物質，由於其物理化學上的特性及分量，因而對人體造成有害的影響。自然的有害物質（參見問題40）、未經過適當保存或加工而產生的物質（參見問題45）、引發疾病的微生物代謝產物（參見問題40），以及環境汙染物與食品添加物（參見問題78），這些皆屬於此類物質。

最重要的環境汙染物有農藥、肥料、生長調節劑及動物藥劑等的殘留物，會部分殘留在食物裡頭。

單是在歐洲，農藥就有約兩萬種的混合使用方法，含有大約六百種不同的、具殺菌劑效果的基本物質，在德國則有一千種以上的農藥，被允許搭配將近三百種增效劑來使用。農業化學品的消耗量約莫從二十年前開始，就隨著輕微的氣候條件波動，相當穩定地維持在一年三萬噸左右。食物內含的農藥量大多是在許可的數值之下。

而肥料將導致含硝酸鹽的食物項目增加，磷肥以及含鎘淤泥的汙染，更是人體健康的一大風險，就連環境也會因肥料而引發嚴重的後果。

磷酸鹽將會造成地下水與飲用水的汙染，並且導致水質優氧化。

生長調節劑是用以增加產量或是減輕植物照護及收成負擔，有點類似除草劑，也用於抑制穀物的生長並強化穀物莖幹、抑制馬鈴薯發芽，以及栽培無籽的葡萄。除葉劑則是為了使用機器收成時更加容易，被使用於例如棉花作物與馬鈴薯上。這些被我們投入使用於作物耕種的生長調節劑，被認為無害健康。

動物藥劑大部分應用在疾病的治療及預防上，例如合成代謝藥、止痛藥、殺菌劑、抗生素、荷爾蒙、疫苗、腎上腺皮質類脂醇、鬆弛劑與精神藥物等。在德國，至少有兩千噸的動物藥劑，及七十多種各類有效物質被投入使用，尤其被使用於集約式養殖的大量禽畜上。用於動物養殖的抗生素有致使具抗藥性細菌產生與散播之嫌，而這種細菌對人類而言將導致疾病。

40 有哪些天然的有害物質存在於食品當中？

一提到食品中的有害物質，大部分的人都會聯想到由於人為影響而進入食物的化學物質，像是動物藥劑或農藥；然而，也會有原本就存在於食物中的有害物質，即植物除了製造營養物質、膳食纖維及促進健康的植物次級代謝物以外，還包括一些有毒物質，以便保護自己不受昆蟲啃咬及微生物所害。

茄鹼大部分出現在馬鈴薯中，尤其是莖幹與葉片上，但在馬鈴薯塊莖的皮裡面和皮下方也含有茄鹼，馬鈴薯的綠色部位特別含有茄鹼，所以在烹調之前應該完全地去除這些部位。茄鹼能耐熱，即使經過烹煮仍無法去除，而且大部分的茄鹼會轉移到沸水中，因此這些水最好不要再繼續使用。過去比較常發生茄鹼引起的中毒事件，茄鹼中毒的症狀會表現在胃腸及四肢的疼痛上，不過只有吸收到極大的分量時，才可能會致命。依照上述方法在烹煮時謹慎處理，食用馬鈴薯是完全沒有危險性的。

未熟的番茄或番茄上的綠色部位也同樣含有茄鹼，應當避免食用。

植物血凝素可於綠色豌豆中找到（參見問題16）。相較於茄鹼，經過煮沸即能破壞植物血凝素，因此在一般情況下對人體來說沒有危險。

香豆素是一種肉桂中的天然芳香素，動物實驗已證實香豆素會引發癌症，不過這種影響不會發生在人類身上，因為實驗中使用的分量極高，當攝取量過高時，香豆素才有可能損害人類的肝臟。每日攝取每公斤體重對應零點一毫克的香豆素是完全不會有問題的，也就是說，每天大約七毫克的分量對一個成年人而言算不上什麼危害。因為一公斤的肉桂小餅乾含有二十二至七十七毫克的香豆素，所以一個成年人必須每天都吃下一百公克的肉桂餅乾，才會吸收到可能有害健康的香豆素量；惟獨孩童需要特別注意，由於他們的體重較輕，相應所能承受的香豆素量就要比大人來得少，所以小孩子不應攝取大量的肉桂。

含氰糖苷常見於杏桃核仁與苦杏仁之中，它們會釋放出有毒的氰化物。杏桃核與苦杏仁常被用於製造杏仁膏、杏核膏及苦杏油等用途，經過適當調配之後，這些有毒的氰化物大部分會從成品中被除去，而且也為氫化物含量定下上限值，因此這些產品並不具危險性。然而在家中使用杏桃核仁或苦杏仁時還是要特別謹慎，因為若有孩童生食苦杏仁，光是五到六顆的量就有可能讓他們送命。即便是在樹薯、山藥、竹子與棉豆這些古老的物種當中，也都含有含氰糖苷，不過這些有毒物質都能透過剁碎、浸泡及煮沸來去除。

除了植物性的有毒物質之外，食品也可能含有由微生物所構成的天然有害物質，而這些由細菌所組成的毒物，又以肉毒桿菌毒素最為重要，主要見於未經過充分消毒的罐頭之中，會引發嚴重的食物中毒。

發霉的食物當中可能含有黴菌毒素，最危險的黴菌毒素是黃麴毒素，有可能引發肝癌。黃麴毒素常見於貯藏不當的花生和開心果中，少數亦存在於穀物及其製品當中。

在穀物中有一種典型的天然有害物質，也就是麥角，它與一種專門侵害黑麥的子囊菌有關。在中古世紀，有許多人死於因麥角而引發的汙染，而今日透過麵粉加工廠的完善控制已幾乎不再發生了，然而假使沒有謹慎控管的話，未依常規清洗過的穀物還是存在著危險性。

毒藥是否為毒藥，由分量來決定。（引自帕拉賽爾蘇斯）

五、食品加工帶來的優缺點

41 食物加熱有哪些優缺點？

我們的老祖宗在火的使用方面，最初是當作取暖與光亮的來源，至於人類什麼時候第一次使用火來烹煮食物，沒有人確切知道。普遍地用火烹煮食物的資料，大約出現在二十萬至二十五萬年以前。根據較新的研究顯示，早在一百萬年前應該就已經有人有目的地以火來烹煮植物性食物，不過這個發現至今依舊無法解釋原因。

利用火來烹煮食物的行為，顯示出有些食物來源是人類之前無法運用的，而這也讓人類的膳食變得愈來愈精緻，這項過程從根本上改變了人類整體的文化發展。

透過食物的加熱產生出許多的優點，加熱延長了餐食的保存度及安全性，因為如沙門氏菌、李斯德氏菌及大腸桿菌，或是來自受到汙染之生鮮產品（生乳、生乳酪、生的肉品、新鮮雞蛋、生蔬菜）的旋毛蟲（線蟲）等致病源，經過加熱便無害；此外加熱烹煮也會提昇氣味、口感及濃度這三種形式的享受度，因為透過加熱會產生嶄新而具有吸引力的味覺元素，像是麵包皮當中的美拉德反應[10]產物，就會提昇食物的風味和色澤。

10 美拉德反應是一種廣泛分布於食品工業的非酶褐變反應。食物中的還原糖與蛋白質／胺基酸在常溫或加熱時發生有些塊莖與塊根作物要經過加熱才會變得容易消化，那是因為高溫會使細胞膜破裂，因此提高了營養素的易消化性與生物利用度，好讓促進健康的物質，例如類胡蘿蔔素，能夠更容易被人體吸收。高溫也會使蛋白質變質，因為它能改變蛋白質的結構，消化酵素便能更快速地進入這些蛋白質內。

另外像是糖苷或血凝素這種出現在莢果類裡的成分，當它們以未加熱的形式被吸收時，可能會損害健康（參見問題16），不過經過浸泡以及長時間的烹煮後，會使有害物質失去作用。以很短的時間吃完加熱過的食品是否有益，目前仍有待商榷，因為快速地進食會破壞身體的飽和機制，還會因此導致體重過重。此外，加熱過的食物具有較大的熱量飽和度，而這對現代生活條件來說反而是較為不利的。

至於經由加熱可能產生的潛在「缺點」，在於食物中的維生素及其他有益健康的成分會失去生物活性，加熱的強度與時間長短決定了有益成分流失的程度，甚至可能達到百分之百的損失。

食用煮過的食品可能會傷害人體健康，此種說法到目前為止幾乎沒有科學上的證據。然而現在卻有愈來愈多的跡象顯示，加熱過的食物所產生的糖苷毒素化合物有可能會損害健康。糖

的一連串複雜反應，除了生成棕黑色的類黑精外，還有許多上百種不同氣味的中間體分子，而這些物質為食品提供了可口的風味及誘人的色澤。

苷毒素是蛋白質與糖的反應產物，人體內也會自行產生。來自食物的的糖苷毒素的量取決於蛋白質、糖，還有脂肪的含量，以及食物受到加熱與加工處理的程度。食物中蛋白質與脂肪含量愈多，以及加熱的溫度愈高、時間愈長，那麼所含的糖苷毒素成分也就愈高。尤其是經過燒烤及油炸的肉類製品與香腸製品、餅乾和烘製糕餅，以及加熱過的乳製品，其中會發現高濃度的糖苷毒素。經由一般的烹煮過程會提供給身體多量的糖苷毒素，而且糖苷毒素被人們當作冠狀動脈心臟病、體重過重、第二型糖尿病以及大腸癌的風險因子來討論，但是目前對這些方面的研究還沒有確切的結果。

42 植物性食物削去表皮後，營養素也會一併流失嗎？

維生素、礦物質、膳食纖維及植物次級代謝物含量最高的部位，通常在植物性食物的表皮層，這點並不令人驚訝，因為這些物質能保護植物不受陽光、氧氣及植物害蟲等外界影響。

許多可食用的外皮在食品工廠製造過程與個人家庭料理中被去除，因為外皮要不是加工技術較困難、不符合消費者的口味，就是被視為多餘的東西，而去除表皮的同時也能徹底除掉附著在表皮上的有毒物質。但是除去水果、蔬菜及穀類的表皮，基本上會使維生素、礦物質、膳食纖維及植物次級代謝物的含量明顯減少。

許多植物的表皮都含有維生素與礦物質，例如蘋果的維生素C有超過半數便是分布在蘋果皮中。

而具有預防效果的植物次級代謝物，主要存在於水果、蔬菜及穀物的表皮層，因為植物藉此保護自己不受氧化的損傷、紫外線的侵襲及昆蟲啃咬。

類黃酮是植物次級代謝物的一項子群，常見於植物的表皮層及葉片中。番茄（例如製成罐頭番茄）或蘋果削皮的話，就會大量減少類黃酮物質的含量，蘋果汁經過過濾後，會留下百分之八十至九十五的類黃酮在榨剩的殘渣裡，蘋果在削皮時則會損失百分之九十五以上具防癌作用的槲黃素。由於柑橘類水果果皮內側的白色皮膜中含有對健康十分重要的類黃酮物質，因此應該盡可能地連這層皮膜一同食用。

在胡蘿蔔的表皮中，多酚含量高達百分之八十五，因此胡蘿蔔在徹底清洗之後應該盡量不削皮直接食用。

基於上述這些理由，只有那些不適合食用的部分應該被除掉，以便讓食物提供更多促進健康的成分；就連馬鈴薯也應該連皮一起烹煮才對，但是奉勸各位不要食用馬鈴薯的表皮，因為裡頭含有會損害健康的糖苷生物鹼，如茄鹼。

43 為什麼蔬菜及水果必須在食用之前才切碎呢？

幾乎所有的食品加工過程都會導致維生素、礦物質、膳食纖維及植物次級代謝物流失。當蔬菜與水果進行機器加工（切碎）時，特別會產生維生素流失的狀況，此外，損失的多寡則取決於食物的種類、溫度、酸鹼值、紫外線（光線），以及加工持續的時間。

經過切碎，細胞結構會被破壞，接著營養素便會流出而消失；而透過較大的接觸面積，則會導致維生素分解的氧化反應，這種效果會隨著細胞結構的破壞而增強，從切塊、經過磨碎到搗成泥的過程中逐漸提升。

由於維生素C擁有特別高的敏感度，可以它為參考物質來測量維生素流失的情形。蔬菜種類及切碎的程度會決定維生素的流失量。切成小塊的話十五分鐘後維生素C含量減少將近百分之二至十，在沖洗過一小時後流失的維生素C分量將會加倍。打成泥狀的包心菜會立刻失去一成含量的維生素C，而兩個小時後損失的量會上升三倍，也就是超過百分之三十以上。

蔬菜和水果應該在切成小塊之前先洗淨，但是不要泡在水中，這樣可以明顯限制維生素的分解。直到食用前再稍微切碎或加工。

在沙拉裡添加醋，或是將檸檬汁淋在蔬果沙拉上，能夠大幅降低維生素的流失。通常一顆切開的蘋果，其切面在短時間後會稍微變成褐色，但如果立即把檸檬汁滴在切面上，就能延緩酵素產生褐變反應的時間。製作奶油蔬菜濃湯時，應該在上菜前才將材料打成泥。

我們知道，高溫及長時間保溫會降低食物中維生素的含量，因此應該盡可能避免將食物保溫或是盡可能地保存在低溫中。

44

製造麵粉時有哪些成分會被去除掉？

數千年以來，穀物一直是人類最重要的飲食基礎。在全世界所有被攝取的食物熱量中，將近半數來自穀物，而人們所食用的蛋白質也有約四成源自於此。以完整穀粒製成的產品在營養生理學上相當具有價值，人體所需的各種營養素中，只有少數是穀粒欠缺的（例如維生素C），或者含量非常稀少（例如鈣質）。除此之外，穀物富含膳食纖維、重要的礦物質及維生素B群。

穀物的表皮層及胚芽之中含有維生素與礦物質。製造麵粉時，全麥麵粉會保留全部的成分，相反地，製造白麵粉時，像是德國四〇五號精白麵粉，不僅表皮，連胚芽也會被去除，因此會流失百分之五十到九十九原有的礦物質，如鉀、鐵與鎂，而維生素的損失則介於百分之三十至九十之間。

在白麵粉製作過程中，會失去超過三分之二不同種類的膳食纖維，而這些膳食纖維在預防心血管疾病、糖尿病及特定的胃腸道腫瘤方面扮演著重要的角色（參見問題37）。

至於植物次級代謝物，像是阿魏酸，在穀物中幾乎只能在表皮層才找得到，四〇五號精白麵粉裡只剩下大約全麥麵粉中百分之十的量而已。阿魏酸能保護人體對抗細菌及自由基，此外還能降低罹患癌症的風險。

全麥麵包和全麥小圓麵包的成分必須至少有百分之九十來自全麥穀物，不過也允許添加百分之十精磨過的低階麵粉或剩餘的麵包。特殊的全麥麵包坊會製造成分百分之百來自全麥的麵包、小圓麵包或蛋糕等。

出於營養生理學的因素，以全穀的形式來使用穀物具有非凡的意義，若是將易變質與無法消化的部分分離出來，便會流失掉營養生理學上的重要物質。

45

食品加工會產生哪些有害物質？

食品加工過程中可能會因製造條件而產生某些物質，它們被歸類為危害健康的一類，可說是不受歡迎的物質；然而由於製造方法的不同，並非每次都能完全避免。這些有害物質最主要是經由食品加熱而產生。

無論在食品加工廠或者是個人家庭中，當劇烈地加熱含有澱粉的食物時，都可能產生丙烯醯胺，尤其是烘焙製品、穀物製品及馬鈴薯製成的產品。油炸、烘焙、煎或是燒烤時，單醣（例如果糖或葡萄糖）和天門冬氨酸，在超過攝氏一百度的熱度下會連結在一起，成為丙烯醯胺。至於丙烯醯胺的產生與否，則取決於溫度的高低、加工的時間長短及產品的乾燥程度。

一些零食如洋芋片和薯條裡顯示出含有特別高的丙烯醯胺值，鬆脆麵包乾及餅乾所含的丙烯醯胺量落在中間到較高值，而麵包、烤麵包乾或是早餐吃的穀片則含量較低，就連成分與糖或天門冬醯胺胺基酸有關的食物組，以及加工之前的儲藏方式，都會對丙烯醯胺的產生有所影響，例如馬鈴薯如果未曾被存放在低於攝氏八度之下的環境中，就比較不易產生丙烯醯胺。

丙烯醯胺被歸類為「有可能使人類致癌」的一種物質，所以帶有丙烯醯胺的食物會造成人類健康上的風險。鑑因於此，食品製造商被要求將丙烯醯胺的產生減少到盡可能低的最小限度。

不食用或者只是偶爾攝取帶有大量丙烯醯胺的食物，如零食類，可避免吸收過量的丙烯醯胺。在個人家庭廚房的烹調技術方面，只要儘可能避免使用超過攝氏一百七十五度高溫來烹煮，就能夠減少丙烯醯胺產生。不過丙烯醯胺的生成也能從外觀上來監視，因為它會與褐變反應結合在一起，經由簡單的觀察就可以防止在加熱過程中過度褐變。

在自然條件下，位於反芻動物瘤胃中的不飽和脂肪酸，經過微生物氫化（加入氫）以後，就會產生反式脂肪酸，所以可以在牛奶和反芻動物的脂肪裡（佔整體脂肪酸的百分之三到五）找到少量的反式脂肪酸。在工業化食品的加工過程中，為了提升脂肪的穩定度及改善脂肪結構，反式脂肪酸會在脂肪酸產生化學固化時生成；反式脂肪酸也有可能意外經由高溫作用而產生，例如使用某些特定的烹調方式（油炸、油煎），因此，在使用高溫或固化脂肪所製造出來的食物中，如薯條、零食、包裝速食、甜食、即溶湯包及特定的人造奶油，多半可以發現反式脂肪酸的存在。

若吸收了反式脂肪酸，首先會提升血液中的三酸甘油脂及壞膽固醇的濃度，除此之外，還會降低對人體健康很重要的好膽固醇，這種對血脂值不利的變化，將會提高罹患心血管疾病的風險，因此，我們應該維持反式脂肪酸的攝取量愈低愈好（低於食物熱量的百分之一）。在某些國家，例如丹麥，現在已經出現針對食品中的反式脂肪酸所制定的法訂數值上限。

水煮及燜燉的方式既不會出現丙烯醯胺，也不會產生反式脂肪酸。

46

高溫久炸或燒烤過的肉類對健康具有多大的傷害性？

透過特定的烹飪方式像是烤或炸，會使肉類維持著高達攝氏三百度的溫度。經由這種加熱過程，在所謂的美拉德反應（褐變反應）中會形成典型的烘烤物質與芳香物質，然而這些物質中還有許多迄今仍不清楚的成分；此外，產生出來的一連串物質已被證明會危害健康，這些物質被歸類為三個種類：

「雜環芳香胺」會在攝氏一百三十度以上的高溫下產生，是在蛋白質分解產物（肌酸與肌酸酐）、胺基酸及碳水化合物的相互作用之下形成。這種物質類群包含超過二十種已確認的物質，會在人體內製造出雜環芳香胺的代謝產物。這些代謝產物可能會與人類的遺傳因子產生連結（即所謂DNA共價鍵結物），並因而導致突變，這或許就是癌細胞形成的開始。每日一微克的攝取量對健康並不會構成威脅，然而在一份高溫加熱的肉類當中，可能輕易就含有十倍分量的雜環芳香胺。

「多環性芳香化合物」，像是苯並芘，特別會在脂肪燃燒的時候產生。當燒烤食材的脂肪滴在炭火上，其所生成的淡藍色煙霧凝聚在食材表面時，便會產生多環性芳香化合物。當產生的煙霧非常濃烈時，可確定產生的數值會比原先產生苯並芘的食材本身還要高上八十倍之多。

多環性芳香化合物已證明可能引發癌症，在香菸的煙、汽車廢氣及暖器設備所排放出來的氣體中也都能找到這種物質。

「亞硝胺」是硝酸鹽醃漬過的肉品如碎肉火腿、煙燻豬肉或香腸，在加熱時所產生的物質。此外，由硝酸鹽所形成的亞硝酸鹽會在攝氏一百三十度以上的高溫下，與來自蛋白質化合物的胺類產生反應，亞硝胺被視為致癌物。

影響多環性芳香化合物、雜環芳香胺及亞硝胺形成的基本要素為：加工的時間長短、溫度、加工方法，以及肉類的脂肪含量；因為油炸及燒烤時的溫度比起溫和的烹飪方法如水煮或燜燉高出甚多，此時這種問題物質的產生量就會特別多。

到目前為止，仍未證明雜環芳香胺存在於烤過的蔬菜中。

47 使用微波爐烹調具有健康價值嗎？

由於能節省時間，以微波爐加熱食物對許多人來說是非常方便的烹調方法；以這種方式加熱的菜餚，其口感與美味程度則因人而異；不過，有關健康價值這方面，人們可以從判斷食物品質的觀點提出客觀的見解。

自從推廣這種相當新穎的烹飪方式以來，一再有人表達原則性的疑慮。使用微波加熱食物引發的疑慮，主要與可能會產生損害健康的物質，以及有可能導致營養素流失有關，而這些影響都已經做過研究，就連透過衛生觀點所看到的風險，以及機器在科技上的安全性也被小心謹慎地檢驗過。各種不同的看法都需要明確的解釋，因為如今已有超過百分之七十的家庭擁有微波爐了。

至今還不能夠證明經由微波加熱的食物中，會含有一般方式加熱的食物所不會產生的有害反應產物。

至於營養素流失的情形，利用微波加熱和以傳統方式加熱的食物情況均相同，因此，關於營養素的保存，微波雖然未顯示出普遍的優點，但也沒有什麼缺點。

不過，若從營養生理學的角度來看，隨著微波爐的普及而出現包裝食品消費量增加的狀況，這一點倒是令人憂慮。微波適用的餐食經常是使用飽和脂肪酸、食鹽及添加物製造而成，從健康的觀點來看，不僅這些物質對人體有害，這些食品在高度能源消耗下低溫冷凍並長時間放置，對生態環境亦是有弊無利。

當我們未正確使用微波爐時，可能會出現衛生問題。例如帶有細菌且未經過完全加熱的食物，有可能會引發健康方面的問題，因為電磁波僅會在使用時間與加熱程度都適當時，能使所有食物穩定加熱，也才能殺死那些可能存在的病菌，所以應該要依照使用說明，隨時注意烹煮時間。為了安全起見，容易帶菌的食品像是家禽肉製品或生蛋製品，還是應該利用傳統的方法來烹調較妥當。

由於可能出現所謂的輻射外洩，無論是以前或現在，微波爐在科技上的安全性都一再地受到質疑，然而至今仍無法證明確實會引發健康方面的危險。相同地至今仍無法證明微弱的高頻磁場會引起一些假設性的影響，像是它可能引發生物上的反應，同時會因此對身體機能造成損害，如睡眠行為、荷爾蒙變化及腦部運作。另外，由於製造商的提示——孕婦不應待在微波爐附近——應該也引起了某種不安全感。

世上沒有什麼是確定的，不過就是不確定的程度不同罷了。（引自安東・諾伊侯斯勒[11]）

11 Anton Neuhäusler，德國大學教授，講授哲學與巴伐利亞的方言文學。

48 輻射處理過的食物隱藏了哪些危險？

在以輻射處理食物時，利用的是放射性同位素鈷六十的離子化伽瑪射線，替代使用的是電子加速器。依據食物不同，放射劑量均受到嚴格的限制。離子化的放射線藉由破壞遺傳訊息而產生抑制細胞分裂的作用，如此一來便能阻止微生物和寄生蟲的生長與繁殖，以及植物發芽。受到照射的食物必須加上相符的標記。

對食物做輻射處理的主要原因是為了改善其耐久性，這可以從三個層面來實現：第一，殺死不受歡迎的生物像是昆蟲及蛆（例如乾燥食品、茶葉、調味料、肉類、魚類）；第二，減少由微生物產生的病原菌夾帶量（例如調味料、家禽的肉、生乳製品）；第三，抑制發芽（例如洋蔥、馬鈴薯、大蒜）。

食用輻射處理過的食品不會對消費者造成直接的危險，對於這一點，專家們普遍抱持相同的看法，然而經過輻射處理的食品也可能出現營養素流失的情形——即便是那些藉由輻射而能夠存放較長時間的食物亦然。

營養素的流失可能高達百分之五十，首當其衝的是維生素E與B_1，此外還有維生素A、C、K以及類胡蘿蔔素。維生素的損失程度會因為輻射處理食品的水含量和氧氣含量，以及存放時間而顯現出差異。

在德國，食品的輻射處理所扮演的角色不甚重要。在一項官方的調查中，大約百分之一點五的食物接受過輻射處理，而僅有百分之零點三被標記為輻射處理食品，在德國這是不被允許的，此外，這些食品主要與產自亞洲的包裝食品有關。正式來說，在德國只允許乾燥過的芳香藥草及香料可以接受輻射處理並出售，而輻射過程也必須在獲得許可的輻射設施內進行，不過在其他歐盟國家則容許例外的情況，因此在比利時、法國、義大利、英國及荷蘭，是允許馬鈴薯、洋蔥、穀片、脫水蔬菜、家禽肉、青蛙腿等食物接受輻射處理的。

其實，食品若經過良好的加工，輻射處理便顯得十分多餘，因為就連傳統的方法如蒸煮，也能達到延長耐久性的目的。一些科學家與消費者聯盟認為，輻射對健康造成的風險尚未完全釐清，也因為在科技上其實沒有必要使用輻射來照射食物，所以相關團體及生機食品的製造商原則上都對輻射持反對意見。

49 冷凍食品夠健康嗎？

冷凍食品的健康價值取決於產品的種類，以及冷凍時不同的加工步驟。整體來說，食物冷凍比其他保存方法，像是加熱保存（罐頭產品），能夠保留更多的營養素。

目前冷凍食品的健康價值與所有其他食物一樣，是以冷凍前所含促進或者降低健康的成分為準，包含脂肪、糖與鹽，還有色素與調味劑等添加物。冷凍食品中維生素、礦物質及膳食纖維的含量，首要取決於其供人食用的便利程度，也就是加工程度的高低。若一種食品的加工程度愈高，其營養素就會流失愈多。因此只經過清理的生鮮商品（例如分裝成一份一份的生青菜、水果、未經調味的肉類或生魚肉），基本上會（以遞增的方式）比可直接下鍋的半成品（例如事先調味過或是裹上油炸粉料的肉類、魚類、家禽肉）、調配好的菜餚（例如奶汁烤菜）及包裝食品（例如披薩、千層麵、西班牙海鮮燉飯）顯現出較少的營養流失情形。

在整體加工流程中的各個環節都會導致養分流失，尤其是水果與蔬菜在切成小塊時就已然導致維生素的流失了（參見問題43）。炊蒸的食品養分流失相當少，但是在鍋中用沸水煮熟則可能摧毀百分之十到三十的維生素，而且也會流失掉同樣比例的礦物質。至於冷凍能夠維持維生素的活性，廠商的這番說詞幾乎沒錯，但前提是不能將冷凍前的流失計算在內。然而，也是因為如此，這種說法只是幾近正確而已，畢竟在攝氏零下十八至零下二十五度的存放過程中，每個月還是會流失掉百分之零點五到百分之五的維生素C活性，不過其他維生素的損失基本上就會少得多。食品若未經沸水煮熟的話，在冷凍之後所失去的養分將會更多。

在解凍和加熱食品時，維生素流失可能會增加到百分之十到四十。整體來看，經過一系列加工過程之後，新鮮食品中能促進健康的物質會有相當大的損失。

由於溫度太低，冷凍產品不太可能因微生物作用而腐敗，因此在任何情況下，都不需要於冷凍食品裡加入防腐劑。

人們在購買及食用冷凍食品時應該要考慮到，為了維持好從加工一直到終端消費者之間的這條冷藏鍊，在冷凍過程中會耗費十分可觀的能源用量，所以，基於保護生態的因素，冷凍產品的消費應當有所限制。若要在特殊情況下使用冷凍產品，應該優先選用加工等級較低的產品，以及來自有機農業的製品。

50 營養補充劑在什麼時候使用才有意義？

從法律上來看，營養補充劑是一種被限定用來補充一般營養的食物，它是濃縮的營養素（例如維生素、礦物質、胺基酸、脂肪酸），或是以單獨或綜合的形式達到特殊營養物理作用的物質（例如膳食纖維、藥草萃取物），這些物質通常會以藥劑的形式出售並在市場上流通，像是膠囊、錠劑、片劑、藥丸或藥粉。

原則上只要攝取營養完整的食物，就能夠提供人體所有器官需要之足夠養分，而不需另外增加分量。不過關鍵性的營養素碘則屬例外，此外，最近發現維生素D攝取也同樣不足。經由碘鹽的使用，一般民眾的碘攝取量已得到保障。懷孕及哺乳的婦女在向醫生諮詢後，會建議她們增加營養補充，因為僅有少數的食物（魚類、蛋、磨菇）含有值得一提的維生素D分量，而且在缺乏陽光的季節裡，只靠陽光照射並不足以維持肌膚的自我合成，所以在冬季月份才需要考慮補充維生素D。這種調配方法是尤其適用於年長者及臥病在床的人（參見問題36）。

當人們因為生病（例如胃腸疾病）、基於某種相關的營養行為（營養不足、因病消瘦），或是由於需求量提高（懷孕、哺乳期、成長階段）而不能確保特定營養素供給充足時，營養補充劑是有益的。在這些情況下，使用營養補充劑可能暫時會有所幫助，對老年人而言尤其如此。然而，應當只在依照科學的指示或是在醫生的諮詢下，才去服用補充品。

若持續不斷或未經控制地消費營養補充劑，可能會產生健康方面的危險，例如離析的β胡蘿蔔素由於具有引發肺癌的危險，因此不建議服用。長期過度攝取鐵質也令人疑慮，因為可能會提高罹患心血管疾病、糖尿病及癌症的風險。另外，來自離析的植物次級代謝物的藥劑，如異黃酮（金雀異黃酮）則有可能導致健康受損。

營養補充劑裡的營養素可能會妨礙我們吸收（由腸子攝取養分）其他來自於食物的養分，例如高濃度的鈣質會阻撓鐵、鎂及鋅的吸收；大量的鐵質會降低鎂的吸收，而高濃度的維生素C則會妨礙硒的吸收。在這種情況下營養補充劑很可能引起副作用，但是在不使用營養補充劑的完善營養攝取之下，則不會出現任何副作用。

目前對於天然與人工製造的營養補充劑所產生的不同效果仍未有太多的研究。然而，若我們以離析物質的形式來攝取營養素，所攝取到的量必然會比從食物吸收的要來得多，因此營養補充劑應當在符合使用規範的情形下，遵照醫師的建議來服用，而且僅能實行到營養素的狀態恢復正常為止。特別要小心的是，某些至今為止尚未有足夠研究的物質，經常透過網路吹噓部分不甚可靠的療效來販售。

營養補充劑的製造與販售必須符合法律規定，且不允許未經控管的買賣發生。相較於美國，德國境內的一般藥劑均不得含有超過每日建議攝取值三倍分量的營養素，劑量較高的藥劑皆受到藥品法管理，因此只有在不慎誤用時，才可能會發生劑量過高的危險情況。

我們所吃的食品愈天然愈好。（維納．柯拉特[12]）

12 Werner Kollath，德國細菌學、衛生學及營養學家，被視為完整營養理論的先鋒。

六、另類飲食蔚為風潮

51 什麼是另類飲食模式？

另類飲食模式所根據的構想，與一般西方工業化社會的飲食方式以及節食、癒療性節食、飲食療法、地區性飲食方式、特定的飲食步驟等有顯著的區別。另類飲食是一種有關全面性與預防性的飲食方式。以這種飲食方式為基礎的食物選擇建議，必須顧慮到更廣義的食物品質（如：種類、製造、加工方式、烹調方式、以及食物的效用）。另類飲食模式不能是短期的流行跟風，必須透過長期而持久的執行才會出現效果。

雖然另類飲食擁有不同的派別與其所根據的理由，但是這些飲食模式都顯示出一長串的共通點，最重要的一點共識就是都偏好植物性食物（參見問題52），只是此偏好呈現出來的強度不同而已，就這點而言尚無法列出其間的清楚差異。有一些另類飲食模式是近乎素食規格的（完全不吃動物性產品），然而也有一些是大量地攝取或推薦肉類與魚類。撇開這些整體性的觀點與對植物性食物的偏愛，各派另類飲食法還有以下的一些共同點：

- 反對過度的食品加工
- 偏好在地與當季的食物

・偏好小心謹慎的烹調方式

大部分的另類飲食都偏好來自有機農場的食物，並反對特定的生產方式與技術，例如食品添加物、基因改造等。

另類飲食模式可分成兩大類群。其中以「世界觀」為導向的飲食型態則呈現出相當複雜的飲食建議，就這點而言，飲食被視為是整體哲學的一部分，而這個類群最重要的代表有以下五種另類飲食模式：

・拜火教飲食法
・新式長壽飲食法
・阿育吠陀飲食法
・傳統中醫飲食法（參見問題53）
・人智學飲食法（參見問題54）

上述提到以健康為導向的飲食模式，都需要以特殊方式維持並重塑健康，以保護身體預防特定的或所有的疾病。除了對健康的要求，也有生態方面的要求，以及感官與道德倫理上的要求，但是從自然科學的角度來看，這些飲食方法創辦人所擁護的觀點，並非全都靠得住。

除了素食以外，以健康為導向的飲食模式有：

- 施尼徹深度飲食法／施尼徹普通飲食法（Schnitzer-Intensiv-und Normalkost）
- 「Fit for Life」減肥法
- 生食飲食法（參見問題55）
- 沃爾蘭飲食法（Waerland-Kost）
- 埃弗斯減肥法（Evers-Diät）
- 海氏分類飲食法（Haysche Trennkost）
- 完善飲食法（參見問題56）

我們並不確知到底有多少人實行了另類飲食法，在德國，傳播最廣的另類飲食模式是素食，大約有百分之六的人口實行這種飲食法。另類飲食法在營養生理學上是以營養素的攝取和健康的維持為評價基礎。與其他的飲食方式相同，就算另類飲食法也會有實行正確或實行錯誤的時候。

由於民眾對另類飲食法的興趣持續攀升，除了促使針對這些飲食模式所做的學術討論明顯增加之外，也有人提供專門的建議。專家對於以促進健康為目的之飲食方式的看法是：通常會建議人們改換為另類飲食法，會比一般的混合性飲食要好得多。

52 素食的好處與風險為何？

素食伴隨人類經歷長期演化中最漫長的部分（參見問題1），經典的素食主義是從古希臘時期的畢達哥拉斯開始實行，他建議他的信徒食用植物與動物的生產物（例如奶、蛋）。在世界上所有國家皆可找到以人類與動物的關係為主題的戒律和規範，尤其是亞洲地區古老的世界性宗教，例如印度教與佛教都支持素食主義。

素食主義並非只有關心飲食，飲食只是生活概念的一部分，素食主義早已超越了食物的選擇與料理。素食主義具有一些觀點，如身體活動、瞭解麻醉劑、世界飲食觀、接近自然環境，以及最重要的——動物權，一個素食者的思維、觀點以及行為方式皆與一般大眾有很大的不同，因此素食主義是一種多層次的現象。

現今有下列幾種不同的素食團體：

- 奶蛋素食者（不吃肉與肉類製品）
- 奶素食者（不吃添加蛋或蛋類製品）
- 蛋素食者（不吃添加牛奶或奶製品）

・純素食者（拒絕所有來源於動物的產品）

奶蛋素食者佔所有素食者的百分之八十，相對而言，奶素者和蛋素者則屬於比較小的群體，而純素者在所有素食者當中所佔比率不到百分之十。以健康策略的角度來看，素食飲食模式最重要的動機在於預防疾病，但有趣的是，現在大部分的素食者都聲稱是為了道德上的因素，因為他們不想吃同為上帝創造之物——動物——的肉。

針對素食者所做的研究中有愈來愈多證據顯示：平均而言，素食者比肉食者享有更好的健康狀況。素食的營養能相當大程度地預防與營養有關的疾病，如過重、糖尿病、動脈硬化、心血管疾病、高血壓、痛風以及各種癌症。如今這種認知也使得開明的醫生出於疾病預防與健康的因素，明確建議可適切地實行奶蛋素的飲食。

只要正確地實行，奶蛋素的正面結果是無可限量的，但就像其他的飲食方式一樣，素食也有可能會選擇到不佳的食物，因此，飲食建議對於素食者來說，就像其對普通市民而言一樣重要。不吃牛奶、乳製品或不吃蛋、蛋製品的人，必須對植物性食物的內含物質有明確的認知，因為特定的關鍵營養素如維生素，只有在動物性食物裡才找得到，其他營養素如維生素D和鋅，也主要存在於肉製品中。

素食者會產生營養不良的危機，尤其當他不是因為健康因素，而是因為愛護動物的原因才吃素，如此便會產生一連串營養素不足的問題，例如維生素B_2、B_{12}與D，還有礦物質鐵、鈣、碘與鋅，若這類營養素不足，尤其會對孩童造成嚴重的後果。素食者應該從飲食建議中採取可以補充營養的指示。

有關素食飲食模式的評價不僅只有健康的面向，還有其他與素食生活方式連結在一起的優點。前述的科學數據非常明確地證明，素食相較於傳統飲食，對維持健康的效果會更加持久，而且也會對氣候以及其他環境因子產生好的影響。

在德國，每年需要花費八百億歐元來治療飲食相關的疾病，透過素食飲食方式，可以省下至少半數的費用。

只要還有屠宰場，就會有戰場。（引自列夫・托爾斯泰）

53 遵循傳統中醫的飲食是什麼內容呢？

傳統中醫，是一種流傳千年的醫療學，主要用於維持健康與預防疾病，此外，也關注所有與人類生活有關的面向，如意識、身體、心靈、生活方式、生活環境等。這一門古老的學問認為即便是食物也會對我們的身心健康有極大的影響，一份目標明確的飲食組合，應該要將精神、身體、與心靈維持在平衡狀態；中醫的出發點是：根據自身的體質與生命階段，每個人都有一套個人化的正確飲食。

食物被區分為木、火、土、金、水等五種物質元素，每一種元素代表著不同的時節、身體器官、情緒、味道、知覺感官、結構與顏色。

- 木元素所表現出來的形象是春天，並代表著生長與活力。木元素的酸味有收縮的效果，並將能量帶往身體內部與身體下部。檸檬、橘子、醋、番茄、新鮮的藥草，這些都可歸類為木元素。
- 火元素代表的是成熟的時節，並透過熱與光亮展現出來。火元素代表著青春與心靈的成長，掌管的身體器官是心臟和小腸，火元素的苦味會將能量傳導至身體下部，有苦味的藥草或蔬菜，如菊苣可以刺激膽汁分泌，因此會對脂肪代謝產生良好的影響。

• 土元素代表的是夏末和收割的時節，土元素掌管的身體器官是脾和胃。這兩個器官代表的是身體的中間部位，並且負有重要任務，即從食物當中獲取生命的能量——氣。土元素的甜味會發揮讓所有身體器官和諧一致的作用，屬於土元素的甜味水果與帶有甜味的黃色蔬菜，都很適合在溫暖的時節食用，因為它們可以刺激身體製造血液。

• 金元素代表的季節是秋天，它是採集與休養的時節，掌管的身體器官是肺和大腸。金元素的味道是辣味，有辣味的香料或飲料，如薑茶便可以幫助我們激發能量，並強化身體的免疫力。

• 水元素代表的季節是冬天，是重生與內省的時節，掌管的身體器官是腎和膀胱。鹹味有通便、化痰、軟化的效果。魚類、海產、各種堅果以及海藻都屬於水元素，並且能製造器官當中的體液。

中醫的目的是要讓每一餐都能吃到熱性適當的食物。熱性食材有香料、蔬菜與肉類，而冷性的則有水果、沙拉、酸奶製品，它們要搭配上中性的食物如穀物來食用，同時，食物也要能符合個人的體質，並按照季節來挑選。此外，口味選擇上也有原則，在一份菜單裡搭配酸、苦、甜、辣、鹹這五種味道，就可以保證讓身體每一個器官都攝取到適當的能量。

如果食物攝取可以保持多樣性並搭配適當組合，絕對可以遵照中醫的指示獲得完善的營養供給。許多人都認為這種飲食方式既有效率又健康。

人莫不飲食也，鮮能知味也。（引自孔子〈中庸〉篇）

54 什麼是人智學導向的飲食？

人智學導向的飲食是一種受哲學影響的飲食模式，其基礎是魯道夫·史坦納（Rudolf Steiner）所創立的人文科學——人智學（Anthroposophie）。人智學飲食是一種崇尚自然、帶有哲學背景，並以奶素為主的飲食，遵循的最高原則就是人類的自由選擇，因此既沒有禁忌也沒有特殊推薦的食物，只是將它們的功能描述出來而已。對週期與性情的重視、將植物與人類分成三部分、以及宇宙對人類、動物、植物的影響，這些都屬於是人智學強調的飲食特點，這些觀點幾乎無法用一般科學的方式來理解，因此也很難給予評價。

魯道夫·史坦納和烏鐸·雷參布林克醫生（Udo Renzenbrink）特別根據希波克拉底來引證其性情學說，「性情種類」可區分為四種不同的元素及性情：

- 土元素支配的是多愁善感的人，他們比較粗壯、有毅力，偶爾會憂鬱，但同時意志堅強，然而也有些敏感。針對他們的飲食建議是帶有新鮮食物成分的清淡飲食，肉類和莢果類的餐點對多愁善感的人來說較不好消化。
- 掌管冷漠之人的元素是水，他們同樣也是比較粗壯的，是安靜、遲鈍而富同理心的人，特別應該要多吃乳酸製品以及穀物餐點，穀物攝取是熟食，並且少吃鹽；夏天要多吃新鮮的水果和蔬菜，冬天多吃熱的、煮熟的蔬菜，這樣對他們通常會比較好。

・掌管爽朗活潑之人的元素是空氣，他們體態輕盈而纖瘦，本性愛好合群，開朗且敏感。對這類性情的人來說，溫熱的、細心加熱過的，以及添加了香料的料理最為適合，若含有太多新鮮食物成分的話，反而比較不好消化，活潑樂天的人必須注意規律地用餐。

・掌管暴躁之人的元素是火。他們是身強力壯、積極、意志堅強而容易衝動的人。對他們來說，食物的選擇也很具挑戰性，可以吃很多新鮮食物、味道濃厚的根類蔬菜以及全穀類製品，即使沒有煮熟也沒關係，但如果是香料的話，暴躁的人應該要選擇溫和而不要選容易上火的香料。

針對優先選用來自有機動力農場（如德渼特有機農業機構〔Demeter〕）的奶素食物，以及少吃肉類、脂肪、離析碳水化合物與酒類這幾點建議而言，人智學飲食值得正面肯定。

我們的生活就是我們思想的產品。

55 生的食物永遠都是健康的嗎？

生的食物指的是未加熱的新鮮食物（新鮮、未加熱過的蔬菜和水果，以及藥草、穀物、堅果、油料作物、酸乳製品、特級鮮乳等），這種食物對健康有許多益處，其優點主要奠基於食物本身，但也有些在於它們對消化過程與身心健康的特殊功效。

生的食物在最原始的形態下，內含所有的營養素以及對健康有益的物質，而人類在發展過程中，大部分食用的都是這種食物。食物加工後所產生的有害物質，主要是經過加熱而產生（參見問題45與46），而這些物質在生的食物當中並不存在。

通常在廚房裡普遍使用的食物調理方法，會減少食物的營養生理價值，因為有些維生素和植物次級代謝物非常容易氧化，而且無法對抗紫外線，也不耐高溫；相較於這些影響，礦物質則是顯得較為穩定，但也會在烹調的過程中流失。

食品的加熱程序對營養素成分的影響最大，特別不耐高溫的維生素有B_1、B_2、B_6、C與葉酸。由於加熱影響導致性質改變的，還有蛋白質中食物本身具有的酵素。營養素也會因為儲藏與加工的過程，使得敏感度最高的維生素如葉酸與維生素C的流失量高達百分之百。就連在蔬菜、水果、堅果、全穀物當中富含的植物次級代謝物，同樣也會受到加工流失的波及，因為植物次級代謝物有時很容易揮發而且不耐高溫，或者很容易氧化；至於膳食纖維有時則會因為加熱而失去其促進健康的效果。

食用生的食物會透過加強咀嚼而產生生理上的功效，這種加強作用對牙齒、牙齦與咀嚼肌都會帶來正面的助益；長時間加強咀嚼，可以刺激唾液分泌，而唾液則有助於消化，這些效果會與生食當中高含量的膳食纖維一起造成更大的飽足感，因此，生的食物對於避免體重過重與減重方面都相當重要。但是，若飲食完全都由生的、未經加熱的食物所組成，還是會引發健康上的問題。

我們建議若希望飲食完善，每天所食用的食物分量（指重量）中，要有大約一半是未加熱過的生食（參見問題56），此建議可以根據個人的喜好、消化能力與季節來做調整。

吃得生，你就會快活；吃得冷，你就會變老。（德國俗諺）

56 為什麼完善飲食值得推薦呢？

完善飲食是以食用植物為主（奶素）的飲食方式，這種飲食法會優先選擇加工最少的食物，將健康價值高且新鮮的食物，烹調成美味而容易消化的菜餚，最常使用的食物就是蔬菜、水果、全穀製品、馬鈴薯、莢果，以及牛奶與奶製品，此外也可以附帶少量的肉、魚與蛋，並建議大量食用未經加熱的生食。

這種飲食除了有益健康之外，還具有永續的意含，也就是兼顧對環境、經濟、社會等方面的好處。建議與優先選用的有：

- 來自有機農場的產品
- 在地的與當季的產品
- 外包裝符合環保的產品
- 與所謂的開發中國家以公平交易方式取得的食品

全世界應能藉由完善飲食來促進高生活品質——特別是健康方面——以及環境保護、公平經濟關係與社會公義。

在營養學、營養醫學與飲食建議方面，幾乎都只關注飲食上的健康與生理面向，並且根據食物的營養素成分以及其衛生與毒物特性，將營養完整的分析與評價。但其他更進一步的面向則鮮少受到注意。然而，產生於飲食系統內部的網絡，如健康與環境之間的連結，必需有全面性的評價，亦即包括所有飲食面向。

單純從健康角度去評價飲食或飲食系統是不夠的，其實更應該依據以下的原則來建構飲食：能夠長期滿足全世界所有人的需求，並且長期維持環境的完整無損。

完善飲食既不會宣布禁令，也不會頒布規定，而是訂定原則，並由之推引出明確的建議，讓一些特別有益的食物受到注意，建議減少食用或避免食用無益的產品，透過這種方式，每個人都有機會為促進自己的健康而負責。

完善飲食所訂定的原則簡述於下：

一、美味而易於消化

二、以植物性為主

三、優先選擇低度加工者

四、有機生產

五、在地與當季

六、外包裝符合環保

七、公平交易

以下食物是完善飲食所推薦食用的：

- 應該要多食用的有：蔬菜（偶爾要生食）、水果（主要是生食）、全穀製品、馬鈴薯、莢果、水、藥草茶、水果茶、植物香料與藥草。
- 應該適量食用的有：堅果、油籽、油料作物、自然冷壓油、奶油、牛奶（含奶製品）、肉、魚、蛋、碘鹽與蜂蜜。
- 應該盡量少吃的有：保久食品、非全穀物製品、精煉油、肉製品、酒精、咖啡與紅茶。
- 最好避免食用的有：精糖、甜食、抽取出來的物質、包裝食品。

整體來說，完善飲食比傳統飲食模式更節能且更環保，尤其是因為完善飲食攝取較少的肉類產品，且食物都來自有機農場，同時又是產自當地的當季食物。此外兼具經濟與社會因素，如農人及其他飲食系統裡相關職工的生存保障，都代表對有機與當地農產品的支持；為了愛惜資源以及減輕垃圾氾濫問題，我們建議選用未包裝或包裝符合環保的食物。

長期下來，這些良好行動便能對開發中國家改善飲食境況有所貢獻，例如以公平交易的方式買賣食物（參見問題88），以及減少食用動物性製品，如此就可以降低「精製損耗」[13]，減少從開發中國家進口飼料。

完善飲食的構想，是要讓飲食系統裡層層相關的影響受到注意。在一種合理的生活方式概念下，力求促進自身以及其他人的健康，並珍惜環境，以及對全世界的公平經濟關係與社會正義有所貢獻，如此便能維繫生活品質，增強永續發展的基礎。

簡單的就是正確的，而正確的就是簡單的。

13 指為了製造動物性產品而將可供給人類食用之糧食轉於餵食動物，因此而產生的損耗。

57 有機食品與傳統食品有何不同？

有機食品是來自有機暨生態農場的產品（參見問題90），早期這只是一種按理想建立的農產形式，如今則能根據科學資料來說明有機農業的確切成效。除了普遍已知的生態優點之外，這類農場也具有經濟和社會方面的優點，在此關注的是有機食品的健康面向。

與一般所想的不同，有機農場與傳統農場所生產的農產品在營養素含量上並沒有非常大的差異，因為營養素是取決於品種，以及產地、氣候與收割時間，反而與種植方式沒有太大的關係。蔬菜、尤其是水果中的維生素含量，主要受到熟成狀況、儲存時間和儲藏條件的影響，但是以有機方式生產的生食產品卻有部分顯示出更高的維生素C含量，以及礦物質磷、鉀、鈣與鎂。

關於有機食物裡面的植物次級代謝物，在番茄當中可以找到更高含量的茄紅素，而胡蘿蔔與番茄裡都含有更多的酚類，馬鈴薯裡則是多酚，這些都可歸因於有機農業減少氮肥的用量、使用較大量的乾燥物質（或是較少量的水分）、有機植物良好的免疫系統、以及使用更具抗病效果的野生品種。

由於有機農業禁止投入使用化學合成的農藥，因此有機食品所含有害殘留物明顯較少。然而由於有害物質普遍存在，透過有機方式生產農產品，仍然難以避免農藥從鄰近的（傳統）農地被風吹向有機耕作的田地，或是從空氣中或雨水裡吸收到其他的環境汙染物，如重金屬與二氧化硫等。

有機食品裡所負載的硝酸鹽含量，平均來說較傳統食物少了約一半。硝酸鹽會降為有毒的亞硝酸鹽，而亞硝酸鹽和胺類結合後會形成致癌的亞硝酸胺。

透過動物來做實驗，產生了一種全新的品質鑑定範圍，受試驗的動物可以同時在以有機方法與傳統方法種植的飼料當中自由選擇，研究至今，大部分動物會優先選擇有機栽培產物，動物本能的食用行為傳遞出一些訊息，但這些訊息至今仍未能以實驗科技的方式被理解。

即便是傳統作物，若使用較少量的氮肥、適當的種子，又配合時節栽種並待其熟成後才採收的話，也會相當美味；但是對有機食物來說，由於有機農業面的準則，高品質的口味本身就是一項先決條件；根據這些準則，就連肉類也會很美味，因為其含水量較少，所以在鍋裡不會因受熱而過度乾縮或是肉質變硬。

每一筆有機食品的交易都可以減少農藥、化肥或動物藥劑的使用，並阻止它們進入環境裡面。環境中的有害物質減少，就表示食物裡潛藏的毒素更少了，對許多人來說，光是這點已經充分構成購買有機食品的理由了。

58 為什麼要優先選擇食用當季與當地生產的食物呢？

購買當季產品的意思，就是在選擇新鮮水果和蔬菜時，選購在我們居住的氣候區生長並正值產季的產品，現在市場販賣的食物當中，有很大一部分不再是產自周邊地區，而且也常常與當時的季節不符，例如來自南美的香蕉、紐西蘭的蘋果和奇異果，或是在冬季於溫室裡栽培的綠色沙拉菜等，早已司空見慣。

為了供給民眾食物，產生了今日大規模的運輸系統，原因主要出於食品交易和食品製造工業的集中化傾向，以及農業領域裡的農地合併與專業化。在德國市場上有超過百分之八十的食物和飼料都是透過交通工具大型貨車運送，大約百分之四用火車，百分之九用內陸船，百分之五用遠洋船隻。如果在運送數量之外，再考慮到運輸的距離，結果就更驚人了。由於與海外原產國之間距離極為遙遠，大約有三分之二的運輸路途是透過遠洋船隻，百分之三十以大貨車，只有百分之二是用火車。雖然幾乎百分之九十的貨物都只在德國境內運送，但是就數量而言，僅佔少數的海外進口貨物，由於距離長遠，反而佔了全部貨物運輸負擔量的三分之二以上。

像是把穀物製品、奶製品、蛋、啤酒從德國最北省份什列斯威—霍爾斯坦（Schleswig-Holstein）運送到最南省份巴伐利亞（Bayern），或是將它們由南部運往北部，這對生態而言可說毫無意義，因為這些產品到處都有生產，例如為了要製作一杯特定的優格，包含不同材料以及包裝在內，需要一千四百公里的運輸量，若是製作一塊麵包，運輸量則會超過兩千公里。

用飛機來運送物品對環境則會造成更大的負擔，最好不要購買以飛機運送的商品。有些商店已經開始在進口商品上標明運輸方式（如航空品），這對想避免購買航空品的消費者而言是相當重要的幫助，但是消費者通常很難獲得商品運輸方式的相關資訊，或者資訊並不完整。以往人們想要一年四季都可吃到不易保存的異國新鮮蔬果（如草莓或蘆筍），勢必要用空運方式從國外進口。基於生態方面的重大意義，目前迫切需要將產品運輸資訊透明化，如此在飲食方面因運輸而產生的等值二氧化碳，可能將因此減少約三分之一。

在加溫的溫室裡種植蔬菜和水果也會加重對環境的負擔，例如溫室要使用比露天田園多出約三十倍的天然能源，在塑膠布下的通道型溫室則會消耗掉甚至兩百倍之多，而前者相應的二氧化碳排放量會多出十八倍，塑膠布下的則是一百倍。如果有人想要為環境出一點力，那就不要在冬天購買綠色的沙拉菜，以及溫室或塑膠布通道下栽種的番茄，應該選擇耐寒的當季蔬菜如野萵苣或羽衣甘藍菜，以及可以存放較久的水果或蔬菜類，例如包心菜、胡蘿蔔、紅甜菜、蔥、芹菜、酸泡菜，以及蘋果和梨子。

除了生態，還有經濟角度的考量，例如在一個地區直接上市販售（農家直售、農產市集、產地取貨箱、運輸服務、和飲食業及其他大型消費者的合作），可以為當地小型與中型農產企業的生存保障做出貢獻，不僅能保存農村風光，還能支持當地在經濟與生活上的獨立性與多樣性，同樣的概念也適用於以地區性食品為主的當地加工業者與商人。

除此之外，從社會角度來看也是很重要的，因為空間上的距離相近和一覽無遺的特點，可以在全球化食品系統之外建立一種社會關係與信任的先決條件，例如對農民、加工業者或商人的信賴。由於各種黑心食品醜聞以及隨之而來的企業信譽喪失，所以信任對消費者來說非常重要。

簡言之，在地與當季生產的食物，會產生一種持久的飲食文化。很多人將再度食用當地特產視為增加生活的豐富性，因為在口味標準化與供應餐點逐漸統一化的過程中，在地特產可能會就此消失。

當地生長的水果和蔬菜，只在當地被食用，這樣就可以耐心等待熟成時才採收，因為只需消耗很短的運輸路程就能販售。通常完全熟成的農產品會更加美味，因為香味物質可以自然地完全形成，並且也會含有更多基本的、有益健康的內含物質。

59 什麼是協調的酸鹼平衡？

只有當內部環境的組合能夠維持的時候，所有人體裡的生命過程才能在沒有干擾的情況下進行。因此，各式各樣監控機制與控管機制的目的，對於維持秩序化的新陳代謝而言，都是不可或缺的環境條件，使之在任何生命情況下都能繼續穩定運作。酸鹼平衡是所有新陳代謝程序的基本要件。酸鹼平衡要負責維持器官中酸與鹼的比例在一定的範圍內，即便波動巨大，仍要進行吸收並讓身體自行製造、排泄帶有酸性或鹼性效果的物質。

飲食會對酸鹼平衡產生基本影響，一些特定的另類飲食模式就是以此為出發點，特別是大量吸收動物性蛋白質之後，會產生所謂的隱性酸中毒，這已是愈來愈顯見的事實。因為腎臟會抵制酸中毒，所以剛開始時是不會出現癥狀，可是時間一久，就會造成健康上的問題。強調植物性的飲食模式，是基於其鹼性潛能顯然可以對此做出一些貢獻，從而降低許多退化性疾病的風險，例如風濕、偏頭痛、中風、心肌梗塞、骨質疏鬆等。

酸性物質的組成主要來自蛋白質含量高的食物，尤其是動物性食物。相對的，植物性食物特別是各種葉菜沙拉、蔬菜與水果，則帶有鹼性效果。酸性物質是經由含硫化合物與含磷化合物分解產生，硫是以含硫胺基酸的成分存在於動物性食物之中，但莢果與堅果類食物中也有；

此外，硫也會被當成添加物用於紅酒、乾果、馬鈴薯製品及其他產品之中。磷原本就存在於許多食物當中，除此之外，也會以磷酸鹽的形式被當成添加物使用在軟乾酪、肉製品、香腸製品，以及可樂類飲料當中。

當年齡增加，腎功能也慢慢衰退，便有可能造成隱性酸中毒，此外，因此所產生的酸性負載會經由骨骼中的緩衝礦物質（尤其是鈣）來平衡新陳代謝。相較於攝取較多植物性蛋白質的女性，大量食用動物性蛋白質的女性較常發生髖關節骨折，由此可知酸性負載對骨骼代謝的負面影響。

雖然食物對酸鹼平衡的影響還無法明確而廣泛地評斷，但還是可以列出幾個基本提示：

- 從現在開始減少大量攝取蛋白質（特別是來自動物性食物的）和鈉（特別是食鹽中的）
- 應該努力攝取充足的成鹼劑，如含鉀的葉菜沙拉、蔬菜與水果
- 穀物或穀物製品不宜食用過量

藉由這些方法，長期下來便可以降低罹患骨質疏鬆、腎結石、高血壓的風險。此外，這些經驗也被轉用於長壽術、傳統中醫與分類飲食之中，這些另類飲食法建議應該優先選擇食用蔬菜和水果，但是要注意加工程度愈少愈好，並且避免食用大量加工的產品，尤其是動物性食品。

除了完善飲食以外，充足的身體活動對酸鹼平衡機能的均衡狀態也相當重要。

即使所有人意見一致，也有可能是大家都錯了。（英國哲學家羅素）

60 另類飲食的費用會很昂貴嗎？

另類飲食最重要的特徵，如優先選用素食、當地及當季生產的食品，事實上會讓人預期，另類飲食應該會比包含有動物性、長途運送或是在溫室裡栽培之產品的傳統飲食來得便宜。但是，大部分並非如此，因為集約式飼養方式的肉類製品成本向來相當低廉，即使從國外長途運輸的燃料費用一直上漲，但是由於食品生產與加工的工資低廉，因此還是有利可圖；此外，要將特別標示出「本地出產」的產品分派上市，通常會花費更多費用，所以販售價格也會比較昂貴，這是因為其產量比起一般產品少很多的緣故。

計算過後我們可以得知，將素食的另類飲食方式搭配以傳統方式栽培的食物，費用可能就會比一般膳食明顯便宜許多，而如果是非素食的另類飲食，則會和一般膳食差不多，至於素食的另類飲食搭配有機食品，開銷可能會比較高，再加上有機肉類的食用，就會明顯比一般膳食更高了。

然而，有機食品的高價位並不一定導致整體飲食的開銷提高，透過改變菜單，就可以將額外費用限制在一定的範圍之內。

食用有機食物的費用總和，多半是一個正常家庭一個月的基本家用支出。但是，另類飲食的家用開銷卻常常能讓一個家庭有其他的食品選擇，他們會減少購買肉、甜食、酒精飲料、享樂品與營養補充品，這樣一來，在飲食方面的總開銷甚至會低於實行傳統方式的家計。

此外還必須考慮到，運輸的消耗能源會對造成破壞環境的後果，另外，還有一些所謂的額外開支，包括因為交通而產生對人類和環境的損害、無法以汽車保險來彌補的車禍傷害，以及由公共稅金支付的交通設施修繕費用，這些費用每一筆都相當龐大，而且至今都是由公共稅收支付。

便宜的食物長期下來會讓我們承受嚴重的後果。

七、過重——一個重要的議題

61 體重過重的決定性因素源自基因嗎？

關於體重過重原因的相關討論當中，不論是本身過重的人，或者是研究這方面的科學家都會思考到遺傳這個議題，將此一問題換句話來問就是：遺傳真的有責任嗎？人們會為自己辯解，他們只是採用了錯誤的飲食方法，而且他們的問題來自遺傳。

根據現今的科學研究狀況顯示，遺傳因素絕對與體重過重的產生有關，例如基礎代謝的程度與食物誘發的熱生成——也就是進食之後會轉換成熱量的食物能量分量，這些都會因為遺傳條件而有個人差異。當熱量消失，就不會有製造脂肪囤積的功能。

遺傳條件的差異可能也會出現在由荷爾蒙、腦神經傳送素、末梢神經與大腦中樞所組成的極端複雜系統當中，此系統會發出飢餓或飽足的信號，因此會影響到食量多寡。儘管如此，我們並不確知究竟哪些基因與過重有關，所以至今在體重過重原因的研究裡，還是有一些謎團未解，所以當報章雜誌不斷出現新的訊息，指出研究人員又發現了某個該為多餘肥肉負責的基因時，便不會讓人覺得訝異了。

相反地，體重過重的根本原因是大家早已知道的。當熱量的攝取長期大於個體所需時，就會造成過胖，即使是聽起來聳動的研究結果，也不應該忘記這一點。一個健康的成人只有當他持續攝取超過身體正常新陳代謝所需的飲食熱量時，才會發胖。孩童和青年的體重會增加是自然的，因為他們正在成長，但是近來在這些族群中也出現了為數驚人且數量持續增加的過重人口。

到底為什麼有許多人會吃得比他們身體所需的還要多呢？就這個問題而言，遺傳扮演著一定的角色，因為在飢餓與飽足的平衡系統中存有受遺傳條件影響的差異。然而基因並不是唯一該為過重負起責任的原因，就算有些人天生就比較容易發胖，也不一定就會發生過重的情況。為了保持苗條，就不可以吃得比身體所需的營養熱量多。真正決定性的因素是社會環境和生活條件，相較於窮困的居民群體，全世界的「富裕市民」過著豐衣足食的生活，而且任何時候都可以吃得比足夠還要多，也導致所消費的比身體所需的還要多。

尤其現代人普遍過著身體活動比較不活躍的生活，今天富裕公民的活動力只有五十年前人們的一半而已；盡量少做勞力工作，空閒時間則經常在電視和電腦前度過，這樣的生活方式導致人們所需的食物熱量比過去減少許多，因此基因只有在特定條件下才能當成體重過重的藉口。

沒有人可以把發胖怪罪給自己的基因。

62 脂肪會讓人變胖嗎？

過胖的情況之所以發生，是因為食物熱量的攝取長期超過身體所需，因此食物熱量的攝取對過量脂肪囤積的產生來說相當重要。食物所包含的各種營養素，同時也具有不同分量的熱量：一公克的脂肪大約含有九大卡熱量，而一公克碳水化合物約有四大卡多的熱量，一公克蛋白質則有近乎四大卡熱量。因此，若攝取了一定分量的脂肪，會吸收到比同分量的碳水化合物或蛋白質多出兩倍的熱量，由此可以推出一個簡單的結論，即脂肪會造成肥胖。

即便每公克脂肪會提供較多的卡路里，但也不應該完全避免食用油脂豐富的食物，而一味地食用油脂少的食物。例如有人會考慮選擇僅含有百分之零點三脂肪量的水果優格，藉此減低熱量攝取，但此舉同樣是一種謬誤，因為通常在這種「輕量的變體」之中增加了特別多的糖分，如此一來，即使脂肪含量少，吃起來也還算可口，但是這種優格所含的熱量明顯更高了，結果熱量根本沒有比傳統的、脂肪含量正常的優格來得低。

由於上述主要營養素熱量含量的差異，為了避免體重增加，有很長一段時間，含有大量碳水化合物的飲食被視為是「健康」且適當的；即便到了今天，部分專家或專業團體還是會這樣建議。然而，以傳統的地中海國家飲食（參見問題7）為例，其中所攝取的熱量有很大一部分來自油脂（主要是橄欖油），即便如此，採用這種飲食的人整體而言卻很少攝取過多的熱量，原因在於他們食用大量的蔬菜，蔬菜的熱量非常低，但卻又具有相當的飽足感，就此而言，油脂品質扮演了重要的角色，此外，植物性油脂還提供大量有益的附加物質。

油脂不一定會讓人變胖，發胖的原因應該取決於整體飲食的熱量密度。食用的食物如果量少卻含有高熱量（如多油、多糖以及一般大量加工的食品），會比熱量密度低的食物（如蔬菜、水果與馬鈴薯），更快使人發胖。

飢餓已止，食慾便是多餘。

63 在幾天之內減掉數公斤，這是有可能的嗎？

「一星期內甩掉十公斤」，這是許多不可靠的減肥產品廣告所作各種承諾中的一種。除了根據經驗，從相關要素的簡單運算就可以證明這個目標是不可能達成的。

首先必須要考慮到，節食初期會排出許多水分，因此在第一天會減去一公斤或者更多的體重，但是卻沒有半公克是身體物質。之所以會有部分的水分被釋放出來，是因為身體會耗盡肌肉與其他組織裡的碳水化合物儲量，而這些地方連結了相當多的水分，從這之後，才會開始分解身體真正的熱量儲存庫，也就是脂肪。

一公斤的體脂肪中儲存了約九千三百大卡。一個活動量較少的過胖成年人，每天最多可燃燒的脂肪是三千大卡，因此，若要在一個星期之內減掉二公斤，前提就是禁食。但是，大部分的節食法即使減少食物分量，仍然會進食，很多節食法每天允許吸收約一千大卡的熱量，有的甚至會承諾可以戲劇化地減重而不會感到飢餓，也就是可以繼續一如既往地進食，不必挨餓。

身體的熱量消耗多寡在於個人化的身體機制，消耗多少是由基礎代謝和活動代謝所組成。基礎代謝指的是人體在靜止與舒適的環境溫度下，人體基本運作所需的熱量分量；基礎代謝除了取決於年齡以外，還有身高、體重與肌肉塊；活動代謝則會根據身體從事的活動而有所不同。

增加身體活動特別能夠消耗熱量，如果體重過重者從事運動，一天消耗掉的熱量大都不會超過一千大卡，而這一千大卡正是進行節食時所允許攝取的卡路里分量。也就是說，即使有良好的條件，除了開始的一、兩天之外，在一週之內是不可能分解掉二公斤以上體脂肪的。因此，節食法聲稱的承諾幾乎都過度誇張了。

人在節食時最快失去的是：耐性。（引自羅塔・施密德[14]）

14 Lothar Schmidt，瑞士攝影師。

64 什麼是溜溜球效應？

大部分人所認識的溜溜球，是一種童年時期吸引人的玩具，當它沿著繩子往下墜落後，會立刻又快速往上。許多人的體重在進行節食減肥後也會呈現如溜溜球的狀態，還沒有減掉幾公斤，體重又重新上升，並且很快就回復到以往的體重，通常在幾個月後，體重計上所顯示的重量甚至比起節食之前更多——即便進食量完全沒有比平常來得多。怎麼會這樣呢？

這種體重的增加和已改變的熱量消耗有關係。在大部分的情況下，不止是脂肪組織會因為節食而分解，肌肉組織也會分解，這種作用特別會出現在導致體重快速下降的極端節食當中，人體的基礎代謝會因為肌肉的流失而降低，因此在節食後身體需要的熱量會比之前更少。除此之外，新陳代謝也會因為預期下一次的飢餓週期而出現節約調整——這是在人類進化過程中一項為了存活而產生的重要反應。

如果在節食之後又像在節食之前進食得一樣多，那麼此時的能量攝取就會超過身體所需，過剩的熱量又會重新貯存在脂肪組織裡，並且造成體重增加。溜溜球效應不只使人感到挫敗，這種明顯的體重變動也會提高罹患心血管疾病的風險。因此無論如何，想要減重的人都應該多活動，藉此能提高熱量的消耗，而且能避免或稍微抑制住溜溜球效應。

最適合用來減重的飲食方式，就是將飲食習慣長期改變成一種大致低於熱量需求的完善飲食，極端的節食反而無益，並且可能會讓人生病（參見問題100），此外還應該在日常生活中安排更多的身體活動和運動。

最好的體操練習就是及時從餐桌起身。（引自喬治歐・帕瑟帝[15]）

15 Giorgio Pasetti，義大利作家。

65 為什麼腹部脂肪具有危險性呢？

在體重過重的人身上可以看到兩種體脂肪分布類型。有些人的體脂肪主要出現在腹部，這種體重過重的類型俗稱「啤酒肚」，並且大多發生在男性身上，專業術語稱之為「蘋果型」或腹部肥胖症。第二種脂肪分布類型稱為「西洋梨型」或女性肥胖症，特別好發於女性身上，在這種情況中，多餘的體脂肪主要會貯藏在臀部和大腿。

無論是蘋果型或西洋梨型，體重過重主要被多數人視為美觀問題，然而，過重也會伴隨著罹患相關疾病的的巨大風險，特別是腹部型的肥胖，例如腹部型肥胖症者容易有罹患高血壓、脂肪代謝異常和糖尿病的風險，與之相關的還有心血管疾病，如心肌梗塞和中風，其風險也會提高。

位於腹部的脂肪會如此具危險性，是因為其新陳代謝活性比貯存在身體其他部位的脂肪還要高很多，例如腹部脂肪會釋放脂肪酸到血液循環系統裡，導致血壓升高，並且對糖分代謝造成負面影響，脂肪酸會妨礙正常的荷爾蒙胰島素作用，並造成血液中的糖分數值上升，胰島素為了試圖抑制上升的血糖，便會分泌出比平時更多的胰島素，這些過度分泌的胰島素會對血壓帶來負面影響，由於胰島素作用失調及分泌過剩，長期下來可能會發展為糖尿病。除此之外，脂肪組織會釋放出一連串引起發炎的訊息物質，這些物質在糖尿病形成時會再度起作用。高血脂、高血壓和糖尿病的組合會傷害血管，提高罹患動脈硬化的風險，動脈硬化又可能會出現於心血管疾病中。因此，對於脂肪集中分布在腹部的體重過重者來說，盡早並持續地讓體重恢復正常就顯得特別重要了。

66 為什麼減肥也可能有害？

對於大多數的體重過重者來說，減肥絕對是有益的，不只是出於身體美觀的原因，也是因為體重減輕能改善血脂問題，同時降低血壓和血糖濃度。

然而減肥也可能出現事與願違的副作用，例如在進食極少的節食期間，可能會因為熱量攝取嚴重不足，以至於無法提供大腦所需的能量，在這種情況下，身體會自行分解肌肉蛋白，以便從中獲得燃料供給大腦。此外，在分解脂肪時會形成酮體並釋放到血液中，此情形可能會隨著血液酸度過高而發生，而酸度過高會妨礙尿酸透過腎臟排出，尿酸便可能沉積在關節裡面並引起痛風發作（參見問題76）。

除此之外，在進行節食時，身體會因為荷爾蒙的改變而排出比平常更多的水分和鹽，這對於貯藏於組織裡的水分，也就是所謂的水腫，具有某種程度上的意義；但是，在進行節食時常常會排出過多的水分，後果則是造成水分平衡和血壓調節的失調。如果隨著水分排出過多的鉀，在極端情況下可能會導致心率不整。

激烈節食還會出現另一個有違人願的影響，就是維生素和礦物質的供應過少，在絕大多數的情況下，攝取少量的食物不只吸收的熱量較低，維持生命所必需的維生素和礦物質的供應也會較少，舉例來說，若鈣的供應不足可能會損害骨質的穩定度。

任何的教條主義都是有害的，即便節食也是。

67 哪些節食方式是有害的？

每年正式進入春天之前，都可以在女性雜誌和書店中發現眾多新穎的節食方式，其中有許多節食法雖然承諾會有極佳的效果，卻只有少數幾個可以達到長期體重減輕的結果，其中一個例子就是「一日節食法」，就是每星期安排一天禁食日，除此之外都可以像往常一樣繼續進食。其他幾乎不可能提供長期成效的節食例子則是「燃脂節食法」，這種節食要用特定的食物、補充食品甚或藥物來幫助脂肪分解。

少數的節食計畫不只未帶來長期的效果，還會損害健康，舉例來說，若長期實行僅攝取某幾種碳水化合物的節食法就相當危險，例如「阿金減肥法」，這種減肥法主要攝取肉類、奶製品和蛋，這些菜餚確實讓人相當有飽足感，而且可以在短時間之內產生體重減輕的作用，但是所攝取的維生素、礦物質與膳食纖維太少，脂肪和蛋白質則太多，可能會導致消化問題和血壓升高，除此之外，因為血液中的酮體累積會妨礙尿酸排出，有可能會引發痛風（參見問題76）。

禁食法可能也會有類似的副作用，因為對於健康的人體來說，這是一種極端的新陳代謝轉換，相反地，正確實行的飢餓療法，反而對於停止不好的飲食習慣與長期減重計畫是一個理想的開始。另一個有問題的節食法案例是傳統的施羅特氏療法，是一百五十多年前由約翰·

施羅特（Johann Schroth）所發明的，這種飲食形式是預先在三天所謂的乾燥日之內飲用少於一百二十五毫升的流質液體，之後則每天飲用一公升葡萄酒，但此二者都對健康無益；而現行的施羅特氏療法則是將飲食熱量提高直到療程結束為止，因此降低了溜溜球效應的風險（參見問題64）。

所有只允許攝取少量食物的片面型節食方式，都應該非常小心地實行，並且輔以充分的身體活動。

68 有哪些節食方式值得推薦？

值得推薦的節食方式應包含均衡調配的食物，以達成長期調整飲食習慣為目標，並且致力於緩慢地減輕體重，這點尤其重要，因為藉此可以對抗溜溜球效應（參見問題64）。若規劃食用大量蔬菜、水果、全穀製品和莢果，以及少量肉類食物、蛋及奶製品，就能實現均衡的食物分配。脂質方面應該注意盡量食用優質的植物油，如橄欖油和油菜籽油，只攝取少量的動物性油脂。

在優良的減重計畫中，運動扮演了最常被低估但卻很重要的角色。以「布莉基特節食法」[16]為例，這是一種至少大部分都遵照上述原則的節食計畫；而更好的方法就是致力改變飲食習慣的減重計畫，例如由聯邦健康教育中心（die Bundeszentrale für Gesundheitliche Aufklärung）、德國營養協會（die Deutsche Gesellschaft für Ernährung）、疾病保險公司或是美國知名瘦身連鎖中心「體重管理者」（Weight-Watchers）等機構所提供的減重計畫，這種計畫的優點不單只提供節食方式，而且也鼓勵身體多活動，並且透過心理建設來輔助行為的改變。這種輔助非常重

16 出自德國最受歡迎女性雜誌《Brigitte》。

要，因為吃東西也是一種感覺和習慣，不是只在理智上瞭解就好。為了不要在一次短期的成效過後，又導致長期體重增加更多，應該確實遵照這種最可能有機會持續改變自身習慣的節食法。

通往標準化體重的康莊大道，是由個人可達成的階梯式計畫所組成，最好在開始的第一個星期內只進食生食，促進身體的新陳代謝（中和酸性、排毒、減輕負擔）。其後最好改用素食的完善飲食，並按希望逐步補充高品質的肉類產品，此程序可以持續數個月以上，通常在第一個月就能減少數公斤（依減肥剛開始時的體重不同而定），此後每個月大約可減去一到二公斤。藉由這種方法不只能維持一度達成的較輕體重，而且也會熟悉此一可長期維持的新健康飲食習慣。

69

輕量產品適合用以減肥嗎？

輕量產品是由工廠生產或經過加工製造的食品，其配方通常會更改成少脂或少糖，「輕量」（light）也可以指涉酒精含量較少的啤酒或咖啡因含量較少的咖啡。「輕量」這個概念意味著將某種被視為不健康的物質從食品中完全或部分除去，而在法律上的定義則是，只有當某產品所含的脂肪、糖、酒精或卡路里比起一般產品少了至少百分之三十的時候，才可以標示為「輕量」。

典型的輕量食品如低脂乳酪、低脂香腸或半脂植物奶油等，在製造時會以蛋白質或不易消化的脂肪來代替一部分的脂肪，不過也常會在食品裡只加入水、空氣或氮的方式來代替脂肪，比方半脂植物奶油就是利用接合劑來結合水。因此，這種產品未必比那些沒有減脂變化的產品更有營養價值，但至少脂肪含量較少，所以熱量也較低。即便如此，這類產品對於減重卻只有在極罕見的情況下才有幫助，因為「輕量」食品會與心理花招相接軌，帶著低熱量產品這種相關意識，會誘使人吃下比平常更多的分量，例如在麵包上塗抹更厚一層的低脂乳酪。有時候，相應的銷售方式也會引起這種行為，例如「你可以」[17]。

17 Du darfst，一家德國食品公司，生產低熱量的奶油、香腸、乳酪、沙拉、果醬、調理冷凍食品。

為了平衡減少的提味脂肪，輕量食品相較於一般的傳統食品常會添加更多的糖或鹽，例如「低卡玉米片」所含的糖分大約是一般玉米片的兩倍之高。透過這種方式雖然可讓少數輕量產品降低脂肪含量，但食物的熱量卻沒有減少。

其他的輕量食品是利用甜味劑來替代糖分，以這種方式就能夠享受低熱量的飲料、甜食和甜點。在飲料中使用甜味劑有助於減重，因為汽水和可樂含有相當高的熱量，但幾乎不能讓人飽足；但是水、藥草茶或水果茶還是最好的選擇。

輕量食品是在騙那些輕易被騙的人。

70 為什麼速食會使人發胖？

速食意味著「快速食用」，一方面在烹調食物時快速，顧客等待餐點的時間幾乎不超過幾分鐘，另一方面，速食是為了快速食用而設計，有時吃這類食物時會站著，或是在半路上食用。小吃攤和快餐店都有提供速食，有些地方的麵包店和肉品店也會販賣速食。

典型的速食就是漢堡、薯條、土耳其沙威瑪或是披薩，所以速食也有一個臭名——「垃圾食物」。垃圾食物指的是不健康、多油且多糖的食物，這種食物的維生素和膳食纖維含量很少。但是速食並不應該完全與垃圾食物畫上等號，市場販賣的魚堡、麵包師傅製作鋪上一層食材的法國麵包、甚至連蘋果也都可以稱之為速食。

但是在大部分的情況下，速食的確含有相當多的脂肪、鹽和糖，而少有膳食纖維、維生素和植物次級代謝物，因此速食通常都含有很高的熱量密度，亦即只要一小份的速食就能夠供給大量的熱量；而另一方面，速食卻不具有真的與內含熱量相符的飽足感，除此之外，速食還會搭配高糖分的汽水或可樂飲料，它們同樣含有非常高的熱量，但實際上卻沒有讓人吃飽。因此，典型的速食是一種使體重輕易上升的食物，如果經常食用高熱量食物，長期下來非常可能攝取到比身體所需更多的熱量，眾所皆知，如此會逐漸導致體重過重。

每天在快餐店用餐兩次的試驗者，一個月平均會增加大約六公斤，除此之外肝指數也會變差。

兒童和青少年似乎特別喜愛速食，所以也不應該完全禁止他們食用，但一個月不應多於二至三次，因為經常吃速食會提高在年輕時就已累積體重過重的風險。若童年時期就已經開始有體重過重的問題，會特別難以解決，此外體重過重的孩童在未來罹患糖尿病和其他代謝疾病的風險也會特別高。

體重過重不會發生在聖誕節至新年這段期間，而是在新年過後至聖誕節這段時間。

八、健康是對抗疾病最好的辦法

71 健康本源學所指為何？

健康本源學（Salutogenese）的概念源自於拉丁文salut（健康）和希臘文genesis（形成），意即「健康的形成」，此概念是在一九七〇年代由美籍以色列醫學社會學家阿朗・安東諾夫斯基（Aaron Antonovsky）所創。根據健康本源學的概念，「健康」和「疾病」並不是兩種相互排斥的分離狀態，反而都屬於生命的一分子，也就是說，每個人或多或少都是健康的或者是生病的。

健康本源學的概念並非將注意力放在可能引起疾病的原因或危險因子上，而是更重視那些有助於人類維持或變得健康的面向；因此相較於一般代表學校教學的現代醫療學——研究各種疾病的產生以及相關因素的「發病機制」概念，健康本源學是一種完全不同的學說。

根據健康本源學的模式，所謂的「聯繫感」對於一個人形成以及獲得健康是十分重要，聯繫感說明了一個人的態度，人以此態度來面對自己的生命及其相關的要求，此態度或多或少受到可理解性、可掌握性和意義性等觀點影響。

可理解性指的是，一個人對於將生活事件或成長視為有秩序並可預期之事的意識有多少。可掌握性的概念說明的是，一個人在自己的生命中能看見多少資源可用以克服挑戰。意義性表達的則是，一個人將其生命視為有意義的程度有多少。因此，聯繫感描述的是一種樂觀態度，相信每個人都可以面對生命的各種要求，而且這些要求至少有時候是相當值得的挑戰。根據健康本源學的概念，強烈的聯繫感對於變得健康或維持健康來說是重要的先決條件。

健康本源學是一種全面性的學說，相較於自然科學的醫學，健康本源學在健康和疾病方面也同時顧及了情緒和個人觀點。

真正的醫生就住在每個人自己的身體裡面。

72

哪些食物可以保護心臟和血液循環？哪些則會造成傷害呢？

當問到「有益心臟健康」的飲食時，不論是專家或門外漢都會提到各種不同的食物成分，例如有的人會告誡將脂肪的攝取減少至最低限度，並攝取充足的膳食纖維，另一方面有的人則會推薦擁有正面效果的抗氧化物如維生素C和E、硒以及植物次級代謝物（如植物雌激素、異黃酮、植物固醇，參見問題38）。

對血管有益或有害的物質清單可列出長長一串，即便如此，有相關問題的人卻常常不瞭解自己現在究竟應該要吃些什麼，結果最後吃下肚的不是脂肪或碳水化合物，而是麵包、麵條、比薩、肉類和沙拉。針對哪些食物對血管有正面影響，而哪些又有負面影響，現今已有充分的科學數據。攝取較多蔬菜和水果的人罹患心血管疾病的風險較小，這已經過證實；所謂的多，是指每天至少要攝取三份蔬菜和兩份水果，全穀食品極可能具有保護血管健康的作用，也就是全穀麵包和全穀小麵包、全穀麵條、全穀米，以及盡可能自己以燕麥片、堅果和當季水果調配混合麥片，除此之外，莢果類如菜豆、豌豆、小扁豆和鷹嘴豆，也會供應豐富的膳食纖維和植物次級代謝物。相反地，白麵包和白麵粉糕點對於血管健康可能較為有害，至少食用過量的話就會如此，因為這類食品含有可迅速被利用的多醣（如碳水化合物）。

更有問題的是一些含有單醣或雙醣（在口語中稱之為糖）的食物或餐點，例如糖果或糖本身；此外，如果使用所謂的固體脂肪來烹調這類產品，結果會更不健康。工廠製造的糕點、餅乾、酥皮、冰淇淋，以及少數的植物奶油通常都含有固體脂肪，還有含鹽的餅乾、薯條和其他煎炸過的食物也特別不健康，不僅油脂含量高，而且大多都以固體脂肪或其他不好的油脂來製作。

某些植物油例如油菜籽油、胡桃油，以及堅果和種籽都能促進健康，因為它們含有多元不飽和脂肪酸、Omega-3脂肪酸和植物醇，對膽固醇和血液流動會產生好的作用，但是由於含有很高的卡路里，所以應當要適量攝取。此外，低脂的奶製品和魚也算是有益心臟的食物之一，但同樣也要適量食用。一星期中可以偶爾攝取一份瘦肉或一顆蛋，而油脂豐富的肉類例如豬腳、鴨或內臟以及香腸，都對血管系統有害。

至於咖啡是否會對血管系統產生好或不好的影響，問題在於分量。每天喝三杯咖啡以下倒是對心臟有益，但是從第五杯咖啡開始就會產生危害，致使血壓升高，對血管系統造成負面影響。類似的狀況也會發生在紅酒上，因為紅酒含有植物次級代謝物，適量飲用對血管有正面的影響。此外，大蒜對心臟和血管也是有益的食物。

良好的健康是以好的血管和好的習慣為基礎。

73 哪些食物易導致糖尿病發生？

第一型糖尿病為遺傳性，在糖尿病的案例中佔不到十分之一；第二型糖尿病則普遍得多，其案例的增加在富裕社會中尤其迅速。一般而言，不是特定的食物導致第二型糖尿病發生，通常是因為攝取了「過量」的食物。因為罹患這種糖尿病最主要的原因是體重過重，而眾所皆知，體重過重則肇因於熱量長期供過於求。

所以，會增加罹患糖尿病風險的因素，主要是讓人發胖的食物以及飲食習慣，讓人發胖的食物尤指那些熱量密度高，也就是分量雖小，卻含有高熱量的食物，這些食物大多是高脂肪、高糖分的產品，例如油炸品、甜食和其他點心等。

兩餐之間的生活如何度過，與飲食習慣同樣重要。坐在辦公桌前工作的人、幾乎不走路或不騎腳踏車通勤的人，以及假日就坐在電視或電腦前的人，這些人都是變胖的高危險群；而常常活動筋骨的人，變胖的可能性則很小，因此也幾乎沒有罹患糖尿病的危險。

除此之外，吃進肚裡的碳水化合物的形式，也被認為對罹患糖尿病的風險有所影響。碳水化合物就是各種醣類的專有名詞，屬於醣類的不只有一般所謂的「糖」，還有單醣（例如：葡萄糖）、雙醣（例如：蔗糖）以及多醣（例如：澱粉）。所以，富含碳水化合物的食品有麵包、糕點、水果，以及有飽足感的副餐如馬鈴薯、米飯與麵類等，甜點當然也是。不同的碳水化合物食物對血糖的影響也不同，來自甜點的單醣或雙醣很快就會被吸收到血液中，來自水果的醣類則相反會慢一些，因為這種醣類被包裹在細胞結構當中，而且旁邊又圍繞著膳食纖維。血液吸收速度特別緩慢的，則是蔬菜或莢果類當中的碳水化合物。

為了呈現上述的差異性，有人發明了所謂的升糖指數（Glycemic Index, GI）。升糖指數是在受測者吃了不同的醣類食物之後採集其血液所計算出來的數值，把正常的血糖值拿來和吃了特定分量葡萄糖（設為一百）後的血糖值作比較，就能計算出升糖指數，得出的數值可以在食物升糖指數對照表[18]中查對。例如全麥義大利麵的升糖指數為三十七，屬於低升糖指數；而升糖指數為七十的白麵包，則相對地屬於高升糖指數食物。為了一併考量碳水化合物的分量，還可以將升糖指數乘以一份食物中所含之碳水化合物的分量，來計算升糖負荷（Glycemic Load, GL）。

如果進食內容主要為低升糖指數的食物，那麼罹患糖尿病的風險就會降低，但不該單以這些數值作為評量，因為升糖指數對照表中的數值會因人而異，而且表上的食物在和其他食物一同食用時，升糖指數有時會出現明顯地改變。其實只要遵循之前說明過的原則就夠了：蔬菜、全麥與豆類有助於降低罹患糖尿病的風險，而白麵粉製品和甜點則較為不健康。

18 如行政院衛生署頒布的《國人常見食物升糖指數》。

74 哪些食物會降低罹患骨質疏鬆症的風險？

骨質疏鬆症是一種會讓堅固的骨骼組織逐漸分解並因此提高骨折危險的疾病，這種疾病好發於老年時期，但若要防止這種疾病發生，重要的是在青少年時期就提早預防。在三十歲以前累積愈多的骨質，就愈能避免隨著年紀增長而產生的骨質流失所造成的健康問題。在中年時期，飲食習慣有助於繼續維持骨質密度；約莫從五十歲起，則要盡可能地將骨骼分解程度降到最低。

不管是要累積還是維持堅固的骨骼，身體都需要鈣質，關於這點，首先，攝取足夠的食物是必要的，因為曾在青少年時期或成年後初期罹患厭食症並因此吃得很少的人（參見問題80），將來罹患骨質疏鬆症的風險就會大大提高，其原因不只在於透過食物所攝取到的鈣質過少，也必須歸因於荷爾蒙的變化。

一般情況下，對骨質的累積和維持而言，鈣和維生素D兩者均為必需。富含鈣質的食物有乳酪、優格、其他奶製品以及菠菜、綠花椰菜、羽衣甘藍菜等綠色蔬菜，還有榛果、杏仁和芝麻。青少年每天應該攝取一千兩百毫克的鈣，所以要吃兩百五十公克的優格、四百公克的花椰菜、二十五公克的艾登乳酪和一份堅果。對成年人而言，每天大約一千毫克的鈣質就夠了，也就是兩百公克優格、一百五十公克羽衣甘藍菜和十五公克高地乳酪所含的量。上述範例顯示，若是奶製品吃得不夠，就必須要多吃綠色蔬菜。

如果飲食習慣合乎一套均衡又健康的營養攝取方式（參見問題2），就不用吃那麼多樣個別的含鈣食物；此外，均衡飲食同時也會提供骨骼健康所必需的維生素D，因為人體需要它來吸收鈣質並使其進入骨骼之中，魚類、蛋及菇類當中特別富含維生素D。

不過，如果想要預防骨質疏鬆症，不能只靠正確的飲食習慣而已，還要有一套相應的生活習慣。不管在工作中，還是在運動時，或是其他休閒活動，總之一定要多活動，才能在青少年時期建立強健的骨骼，並且一輩子維持下去。除此之外，不要抽菸，還要定期到戶外走走，因為食物所供給的維生素D還不足以達到理想的預防措施，如果讓皮膚接受陽光照射，就能夠從前驅物中製造出維生素D（參見問題36）。

75 如何降低罹患癌症的風險？

對於患者和親屬而言，癌症是一種很嚇人的疾病。一直都有人宣稱某種防癌食譜能防止腫瘤擴大，甚至能治癒腫瘤，面對這種不可靠的宣稱千萬要小心謹慎。然而，有許多罹癌風險和生活、飲食習慣之間的關聯，已經得到了科學的證實，種種關聯顯示出罹患癌症的風險是可以減低的，但這並不保證絕對有效。

除了本身基因的問題和病毒感染外，錯誤的飲食習慣以及抽菸才是主要提高罹癌風險的原因。世界癌症研究基金會根據許多科學研究的結果，制訂出九條降低罹患癌症風險的建議。

一、體重應盡可能地維持在標準範圍內，避免發胖。因為體重過重以及體脂肪含量過高，會提高罹患特定癌症的風險（如：食道癌、大腸癌與乳癌）。

二、每天至少活動身體半小時。「活動身體」的意思是，最起碼要快走或是運動量相當於此的活動，最好能從事激烈的運動。這條建議和第一條相輔相成，因為規律的運動能有效防止體重增加。

三、高熱量密度的食物要少吃；忌食糖分含量高的食物（包括飲料）。

四、每天至少要吃五份蔬菜與水果，馬鈴薯、米飯、莢果或穀類製品等澱粉類副餐上桌前，應盡可能減少加工或加熱，薯條或炸丸子等經過大量加工的副餐食品則最好不要食用。

五、每星期不得吃超過五百公克的肉。（作者按：少一半會更好。）

六、女性每天能喝的酒精飲料該以一杯為限，男性則最多兩杯。（作者按：這是因酒精飲料對心血管的正面影響而做出的妥協，為使罹患癌症的風險降到最低，最好把酒戒掉。）

七、不建議使用鹽巴或鹽水來醃製食物；忌食發霉的食物。

八、一般來說，不需要利用營養補給品來預防癌症。

九、六個月大以前的嬰兒應完全以母乳哺育，因為這不僅能降低母親罹患乳癌的風險，也能減少小孩日後發胖的危險。

只要注重世界癌症研究基金會所提的這些建議，同時不要抽菸，就能大幅減低個人罹患癌症的風險。

疾病有千千萬萬種，但是健康只有一個。（引自路德維希．波納[19]）

19 Ludwig Börne，德國文藝評論家。

76 如何預防痛風？

所謂痛風，是尿酸結晶累積在關節處與身體其他地方所引發的疼痛發炎反應，所以痛風常被誤認為是關節疾病，但它其實是因為代謝疾病所造成。在尿酸結晶累積而導致痛風發作之前，血液中的尿酸濃度大多早已升高，這種變化有個專有名詞稱作高尿酸血症，可是大多數罹患此症狀的人並不會注意到它。

人體內每天都會形成一定分量的尿酸，是嘌呤分解與更新時產生的代謝物。嘌呤是細胞核的主要成分，並作為輔酶參與細胞能量代謝的過程。幾乎所有食物多少都含有嘌呤，所以每天吃飯時都會吃進嘌呤，之後嘌呤會再被分解成尿酸。一般健康的人，尿酸一旦進入血液後就會經由腎臟排出，所以血液中的尿酸不會超過一定的值。

如果因為某種原因導致尿酸的排出受阻，或是攝取了過多的嘌呤，血液中的嘌呤值就會提高；倘若每一百毫升血液中的嘌呤值高於約七毫克，尿酸就會累積在關節、腱鞘、或腎臟。尿酸累積可能會引起發炎，而症狀就是以痛風的方式表現出來。

要避免痛風發作，必須明確限制高嘌呤食物的攝取量。含有大量嘌呤的食物包括內臟、肉類、香腸、若干海鮮（鯡魚、貝類、龍蝦）、莢果類及啤酒，啤酒不只嘌呤含量高，而且和所有的酒精飲料一樣，會妨礙腎臟排出尿酸。

反之，蔬菜、水果、麵包、馬鈴薯、生菜為低嘌呤食物，牛奶則完全沒有嘌呤，所以奶素飲食很適合用來預防痛風。此外，規律的運動也有益於預防痛風，還可以避免體重過重。再者，每天都應該喝兩公升的水，讓腎臟有足夠的水分來排出代謝物尿酸。

77 高血壓患者什麼時候必須實行低鹽飲食？

高血壓和從食物當中攝取鹽的分量有所關聯，攝取太多食鹽會提高罹患高血壓的風險，但這種關聯仍因人而異，有些患者優先選擇低鹽食物時，血壓就會明顯降低，而有些患者則幾乎不變，這種差異被稱為「鹽敏感性」。在減少鹽分的攝取後，血壓會明顯下降的人，就是對鹽敏感的人。導致鹽敏感的成因仍不甚清楚。

但是，對於非鹽敏感的人來說，鹽分的攝取量還是相當值得注意，因為在西方工業國家中，大多數的人都攝取遠超出需求量的鹽；再者，鹽含量高的飲食不僅會提升高血壓的風險，也會提高罹患胃癌的風險。

習慣重鹽口味的人大多很難轉換成低鹽飲食，如果烹調時逐漸減少鹽的用量，改加多一點香料和低鹽調味料來佐味，習慣的改變就會容易得多，而很鹹的料理包食品也要少吃。在這方面，飲食諮詢或烹飪課程都會有所助益。

除了少鹽，高血壓的人還要多吃蔬菜、水果、低脂乳製品、全穀製品、以及適量的魚類、堅果和家禽，忌食紅肉、香腸、甜食、料理包食品與速食，或是久久才能吃一次。這樣的飲食方式含有許多鎂、鉀、膳食纖維及蛋白質，這些全都是對高血壓有益的營養物質。飲酒方面建議最好有所節制，每天盡量不要超過一杯；咖啡也不要飲用過量（每天不要超過三杯）。

78 食品添加物會造成哪些健康風險？

工廠在製造食品與加工食物時，經常會使用所謂的食品添加物，食品添加物指的是食品製造業者為了改變食物的特性而刻意添加的物質，添加物的使用在食品製造業中往往為必要，或是能為業者帶來好處。

「防腐劑」可以延長保存期限，藉以延長產品在架上販售的時間。「調味劑」與「色素」則被食品業者用來使產品在外觀上和味道上更具吸引力，有時也會乾脆利用來取代較昂貴的原料，例如牛奶加工廠若在製作優格時添加了草莓或香草調味劑，製作成本就會比使用真的香草豆或更多的草莓來的便宜。除此之外，食品原料的品質、色澤與味道都會有變異，而許多消費者卻期待產品要永遠都有同樣的色澤和味道，因此業者便在其中添加防腐劑、調味劑和色素。

在歐洲，食品包裝上都會以E編碼[20]或是化學名稱來標示食品添加物。食品添加物的使用受到法律嚴格的規範，一種添加物被准許使用之前，會先經過安全測試，透過長期的動物實驗

20 E-Nummer，為歐盟針對食品添加物所制訂的清單。如：食用色素紅色二號為E128，阿斯巴甜為E951。

來檢驗該物質是否會危害健康。如果每日餵食相當高的劑量，長時間下來並沒有造成健康傷害的話，該物質就會被視為安全無虞而獲准使用，同時還會訂定所謂的ADI值（acceptable daily intake，每日容許攝取量）。ADI值會標示出該物質在人的一生中每日能被攝取的量，並且不會因之對健康造成危害。這套程序和其結果是被認定相當可靠。所以，一般來說，添加物作為單一物質時是無害的。

但因為食品添加物在安全測試時乃各自分開測試，所以沒辦法排除多種添加物混合後所造成的負面影響（而很多食品當中都含各式各樣的添加物）；此外，特定的添加物會在敏感的人身上造成類似過敏的食物耐受不良反應（參見問題79）。

79 對食物過敏或耐受不良時，食物該如何做調配？

食物過敏與假性過敏、食物耐受不良，以及由其他機制引起的不耐症是不一樣的，後三項症狀在少量進食下通常不會發作，只有在大量進食後才會造成耐受不良的症狀。

食物過敏來自於免疫系統的過度反應，只要食用少量引發過敏的食物，就足以導致症狀產生，因此要完全避免會引發過敏的食物。如果有食物過敏的疑慮，一定要求證過敏科醫師，只做皮膚測試並不夠，還要做所謂的口服激發測試。在歐洲，最常引發真正食物過敏的食物有榛果、芹菜、蘋果、花生，其他還有對牛奶蛋白、大豆與蛋的過敏症。因為有這麼多種的過敏原，因此沒有一套普遍適用的抗過敏飲食模式，每個過敏患者都必須避免食用會讓自己過敏的食物。

食物耐受不良並不是在食用某種食物後由免疫系統所引發的反應，這種不耐症的重要形式有假性過敏、酵素缺乏症如乳糖不耐症。

假性過敏若非由自然食材所引起（如生物胺），就是由特定的食品添加物所激發。生物胺是天然的香精，魚類、乳酪、蕃茄、胡桃、紅酒都含有生物胺。會造成問題的食品添加物主要是偶氮色素和特定的防腐劑（如山梨酸、安息香酸、二氧化硫等）。若對食品添加物有假性過敏的合理疑慮時，就要小心食用包裝食品，過敏患者應該仔細注意成分標示，避免食用含有引發過敏的添加物產品。可能的話，最好限制大量加工食品的攝取，或是完全不吃。

如果是偶爾一次的**耐受不良**，其實不用刻意避免生物胺含量高的食物，但如果不舒服的情況時常發生，對於會造成身體不舒服的食物就該有所節制。由於生物胺彼此之間會產生加乘作用，所以敏感的人要特別注意，像乳酪與紅酒最好不要同時大量食用。

要避開引起過敏的食物，對許多過敏症而言，一開始看起來並不是件容易的事，就像對蛋過敏的人來說，即便都不吃蛋還是不夠，因為許多產品裡都會添加蛋或蛋的成分來當作接合劑，例如烘焙食品和油炸食物就常會加蛋；連玉米片、湯、香腸或沙拉醬也可能含有蛋，而且不會在包裝上標示出來。所以許多食物過敏患者就只能盡量少吃或是完全不吃工廠加工過的食物，並且自己下廚。

你沒吃的東西，或許帶給你幸運（塞翁失馬，焉知非福）。

80 導致厭食症的原因有哪些？

厭食症的學名是神經性厭食症，是一種常被低估的疾病，其患者大多是少女或年輕女性。患者對自己的身體會有一種偏差心理，拒絕接受對自身而言正常的體重，因此吃得很少，好讓自己不斷地瘦下去。厭食症患者的體重比正常體重要少百分之十五以上，例如一位十七歲、身高一百七十公分的患者，其體重可能是五十公斤，而不是正常的六十公斤上下。即使體重已經過輕，厭食症患者大多還是會覺得自己太胖，並不斷嘗試減肥。他們不覺得厭食症是一種病，而是把戰勝飢餓感視為戰績，或是能向同儕誇耀的事。

從患者的主觀上來說，厭食症是正面的，這也是造成厭食症的首要原因。厭食症是一種心理疾病，至少有部分原因與患者的個人特質有關，自我價值感低落、成長問題、不良的家庭環境都是此病的肇因。造成厭食症的原因仍不完全明確，然而就目前所知，由恐懼或強迫而來的創傷、性侵、遺傳因素等都會提高罹病的風險。

神經性暴食症的情況則有些不同，暴食症或嘔食症是一種和厭食症相似的飲食障礙，患者一樣會挨餓，但是會因為嘴饞或想大吃大喝而破功，在這種時候，患者會吃進大量的食物，尤其是甜食及高熱量食物，接著，再以催吐或吃瀉藥的方式想辦法排出吃進肚裡的食物，以避免變胖。

會造成暴食症的原因，除了遺傳方面的影響及個人性格外，主要是西方社會過度的瘦身理想，尤其是女性，被期待要符合媒體所渲染的理想身材形象，而這種身材顯然低於標準體重。在這種社會壓力下，家庭環境不良或有負面經驗的人陷入暴食症的風險也就特別高。

所謂的神經性健康食品症是新形式的飲食障礙。健康食品症這個概念來自希臘文，意思差不多是「被健康食品所捆綁」。這種飲食行為障礙會發生在想轉換飲食習慣的人身上，他們由於生病或黑心食品醜聞的緣故而希望能吃得更健康，但健康食品症的患者會愈來愈限制其所謂「健康食品」的定義，發展到最後就會強迫自己遵循自己所訂定的飲食規則。

不想自己改變生活的人，就沒有人可以幫助他。

九、人生各階段的飲食

81 為什麼哺乳這麼重要？

幾百萬年來，大自然發展出完全符合嬰兒所有需求的母乳，後代所需的一切主要營養素（如蛋白質、脂肪酸、碳水化合物）、維生素、巨量及微量元素都以理想的形式與濃度存在於母乳當中，母乳也始終維持在合適的溫度與合適的濃度之下，新鮮、衛生、零缺點、生產過程中營養不流失，而且還不用花一毛錢。對嬰兒而言，母乳解饑又解渴，而且好消化也好吸收，除了供給營養以外，哺乳更能促進母親與子女間的關係，也能促進孩子的成長發展。

由於其特殊的組成成分，母乳不只是營養來源，還能夠預防疾病。除了營養成分以外，母乳還含有工廠製造的嬰兒食品所無法取代的物質；在分娩後的頭幾天會產生**初乳**，它含有一系列的保護因子，這種細胞成分可以保護新生兒免受感染等威脅。

- **免疫球蛋白**能防止病菌在腸胃中繁殖，還能抑制細菌毒素（腸毒素），並且讓這些物質失去作用。
- **乳鐵蛋白**與**溶菌酶**能阻礙病菌生長，達到支持免疫球蛋白的功能。
- **巨噬細胞**能除去有害的微生物。

• 母乳中的**寡糖**有助於益生菌的生長，因為它可作為健康腸內菌叢的培養基（參見問題28），比菲德氏菌則會把寡糖分解成能抵擋病菌的乳酸和醋酸。

哺乳中的婦女需要更多的熱量、維生素及礦物質，所以她們的飲食要著重於高濃度的營養，也就是飲食中除了熱量外，還要含有豐富的維生素、礦物質及微量元素。此外，哺乳期間不要作過於激烈的特殊飲食，因為有毒物質可能會從母親脂肪組織進入新生兒的血液循環中。為了小孩的健康，懷孕和哺乳的婦女要戒掉任何形式的含毒食物（如咖啡、紅茶、香菸、酒、毒品等）。

82 為什麼兒童食品對小孩而言常常沒有多大意義？

現今有許許多多特別為兒童研發的食品，但在十幾年前這些兒童食品還未面市時，孩子們還是可以健康地長大，因此我們不得不問，這些產品到底有沒有必要？

當生命的第一階段完成後，孩子們的生理就已經成熟到可以和家人共同進餐了，所以那些打著廣告宣稱專為兒童所需的營養而調配的兒童食品，就營養生理學的角度看來是多餘的，只要分量足夠，所有基本的營養素都可由自製的飲食中攝取得來；可是最近幾年，兒童食品的數量還是呈倍數成長，很明顯地，這些食物都是由父母或祖父母所購買，而原因可能是無知、時間因素、不會煮飯、或根本為了貪圖方便，小孩的要求也是原因之一。

然而，兒童食品卻出於許多原因而受到批評：

兒童食品的熱量常比傳統食物高得多，幾乎所有兒童食品都添加了各式各樣的糖，吃起來非常甜，例如只喝一杯含糖飲料，可能就已達到每日糖分允許攝取量的總量；玉米片、可可粒或類似的穀類脆片所含的熱量，有百分之八十是來自糖分，有些產品的脂肪含量更是可觀，一杯兒童調味乳的脂肪量就抵過每日所需脂肪量的三分之一。

此外，市面上約有百分之四十的兒童食品似乎盲目地添加維生素和礦物質，常吃的穀類製品，例如穀類早餐脆片，高達百分之九十五都含有這類添加物。每天吃進各式各樣營養添加食品（如甜食、糕點、包裝即時食品、穀物製品、奶製品、飲料等）的小孩，維生素和礦物質的攝取可能會超出允許攝取量幾倍之多，極端者甚至會高出需求量七倍，這對於健康而才是真正的危機。

幾乎所有兒童食品都含有食品添加物，超過百分之八十的產品裡都添加了調味劑，這些調味劑令人相當憂心，因為它們可能過早將兒童的口味塑造成習慣於工業生產化的統一口味。有超過百分之七十的兒童食品所含的添加物，與其他物質共同作用下所產生的營養價值目前仍不明。

最後一點，兒童食品通常很昂貴，營養價值卻常因不均衡而顯得多餘。兒童會喜歡新鮮食物，也應該喜歡新鮮食物。

83 符合青少年需求的飲食是什麼樣的呢？

一套符合青少年需求的飲食，首要目的在於充足地供應成長與發展所需的熱量與營養素，避免營養不良，並預防營養相關的疾病。

青少年的飲食行為會受到多方面的影響，例如許多家庭因為父母都在工作之故，缺乏規律家庭用餐時間所構成的日常生活，取而代之的是隨意的用餐行為，其特徵是常常在兩餐之間進食以及外食。由於沒有家庭用餐時間，常會導致飲食內容不佳，再者，青少年常跟從錯誤的身材理想，以至於難以調整成為符合需求的飲食模式。

如此發展下來，不僅會導致食物熱量與營養素的攝取不足，也會導致過量攝取，進而演變為青少年體重過重或過輕的現象愈來愈多。十四到十七歲的青少年，將近有百分之二十體重過重，百分之八的人則有肥胖症，約有百分之八十體重過重的青少年到成年之後也會過胖，而且罹患第二型糖尿病、心血管疾病以及骨骼挫傷的風險也相對較高。十三到十六歲的青少年當中，每四人就有一人因為不滿意自己的身材而有節食（限制卡路里）傾向，從而發展成厭食症，極端時可能導致喪命。

生命中的第一個十年結束後，年輕人的**熱量需求**會迅速提高，一個七到九歲的兒童需要約一千八百大卡的熱量，而一個十五歲的青少年則已經提高超過百分之四十；隨著熱量的需求量增加，對於營養素的需求也會提高。因為熱量與營養素需求的關係是成正比的，因此對飲食的建議就只能做分量上的調整。

理想的情況下，應該以蔬菜、水果、全穀製品、莢果類、堅果等營養素含量高的植物性食物，以及適量的動物性食物如奶、蛋、魚、肉類來滿足需求，而零食、甜點或速食等青少年愛吃的產品，只能在特殊狀況下食用。

原則上，青少年的飲食攝取建議也可以用**另類飲食方式**來取代，例如青少女特別願意接受搭配得宜的奶蛋素飲食，至於極端的飲食形式（像是完全不吃熟食）則很難滿足成長所需的額外分量。

想要活得長壽，趁年輕時就要開始注意。

84 懷孕及哺乳中的婦女該如何飲食？

懷孕及哺乳中的婦女不僅要透過飲食來滿足自身的營養需求，還要滿足寶寶的營養需求，所以，懷孕各階段及哺乳期的婦女，在飲食上會有特定的要求。

懷孕期間，對於熱量的需求增加，而對於營養素的需求更是如此。「懷孕的婦女要為兩個人而吃」，這種建議乃是依孕期而定，主要指的是維生素與礦物質的供給，而這種雙倍責任應該理解為「要為兩個人吃對東西」。

在懷孕的前三分之一時期（懷孕初期），對於食物熱量的需求並不會改變，但在中、晚期卻會迅速地增加。蔬菜、全穀製品、水果、馬鈴薯、莢果類等複合性碳水化合物（佔熱量的百分之五十至六十），以及充足的精選脂肪（約佔熱量的百分之三十）都很適合用以供給熱量；植物油和堅果當中的**不飽和脂肪酸**，對於孩子的神經系統、腦部和視力發育十分重要，而魚類則富含特別重要的Omega-3脂肪酸。為了新生命的形成，懷孕婦女每天所需的蛋白質分量是每公斤體重對應約一公克的蛋白質，由於蛋白質的攝取普遍來說都很充足，因此通常會超過上述的分量，孕婦應該要多加留意。

從懷孕中期開始，對於維生素A、D、B_1、B_6和葉酸的需求會大幅增加。葉酸缺乏會導致成長遲緩、骨髓異變、神經異常等各種胎兒損傷，由於葉酸的缺乏早在懷孕的第一個月開始就會造成胎兒的神經管缺陷（如脊柱裂症、腦部傷害等），建議想要小孩的婦女平常就要補充葉酸。

礦物質方面，懷孕的婦女對鐵、碘、鋅、磷等元素特別有額外的需求。鐵的雙倍需求可由肉類、全穀製品或莢果類等富含鐵質的食物來滿足，吃飯時避免飲用會妨礙鐵質吸收的紅茶，而多吃富含維生素C的食物或飲品（增加鐵質的攝取）也能改善鐵質的吸收。由於鐵劑可能會提高受到感染的風險，使用這類補充劑時一定要遵循醫師指示。如果乳製品的攝取量不足，可能就要補充鈣質；另外，服用藥物也會連帶提高營養素的需求。

哺乳期間，對熱量和營養素的需求也會明顯提高。為了製造乳汁，完全哺乳的媽媽們在頭四個月裡，每天必須多攝取約六百五十大卡的熱量，採部分哺乳的媽媽則是約三百大卡。每公斤體重每天要攝取一點一公克的蛋白質，這項建議大多不難達成，額外的需求通常會因為吃得多而補足。如同懷孕期間一般，哺乳時葉酸和維生素B_{12}（尤其是吃素的女性）的供給亦十分關鍵，得考慮是否要另加補充。一般的飲食並不足以應付碘的需求，即使使用含碘食鹽（也不能食用太多！），大多也難以達到建議量。以水、果汁、果汁氣泡飲料，或花草茶、水果茶來補充大量水分也很重要。

懷孕及哺乳期間要完全避免含毒食品，特別是尼古丁和酒精，咖啡或紅茶等含咖啡因飲品的飲用則必須要限制在最低限度之內（每天最多三杯）。

85 為什麼老年人要吃得和年輕人不一樣？

在學術文獻中，對於老年人或老人這個概念並沒有一致性的定義。老年人並非一個同質性的群體，因為每個人變老的過程都不一樣，變老是一個時間、生理與心理的過程，因而會有老年人、年長的人、年邁的人和長壽的人。這裡的老年人指的是年齡更高的長者，也就是七十五歲以上的族群。

部分老年人的代謝和其他年齡層有所不同，有限的身體機能、當下的疾症、較高的用藥量及社會文化環境，是老年人飲食狀況的主要決定因素，住在老人院裡的老年人特別容易營養不良或飲食錯誤。

對老年人而言，營養素的供給和營養素的需求往往不一致，因為對熱量的需求單方面下降了，但對營養素的需求卻沒有改變。味覺、嗅覺和食慾皆衰退，咀嚼和吞嚥的能力也減弱了，隨著年紀增長，胃酸、消化酵素或其他促進特定營養素吸收的因子（例如吸收維生素 B_{12} 所需的「內因子」[21]）分泌較少，身體對於某些營養素的吸收能力就會受到限制。

21 Intrinsic Factor，為胃部所分泌的一種蛋白質，用來吸收生素 B_{12}。

除此之外，有些身體組成成分也會不斷地分解。有限的身體活動以及太少曬到太陽（維生素D）會導致骨骼持續分解，所以對於維生素B_6、B_{12}、D和鈣質的需求就會提高。如果吃得太少，老年人迫切需要的營養，像是維生素B_1、B_2、C、菸鹼酸、葉酸、以及鐵、碘、鋅、鎂、硒等礦物質，就會不足。

供需之間的落差可以透過計畫性選擇高營養食品來補足，有需要的話，也可以有目的性地增加營養補充品。在熱量需求降低的情況下，要由較少量的食物攝取到足夠的營養，需要一套計畫妥善的策略。

欲獲得關鍵性的營養素，就要適當地均衡選擇高營養的食物。

蛋白質：乳製品、瘦肉、莢果類

維生素B_6：魚、肉、堅果、全穀製品

維生素B_{12}：所有動物性食物

維生素C：蔬菜、水果、香草類

維生素D：多脂肪的海魚、蛋黃、菇類

葉酸：葉菜類、水果、全穀製品

鈣質：乳製品、綠色蔬菜、礦泉水

老年時期對糖分的耐受性通常會降低，所以老年人應優先選擇全穀製品、蔬菜、水果、莢

果類等低升糖指數的食物，也就是讓血糖緩慢上升的食物，同時還要減少攝取簡單型碳水化合物如糖與精製麵粉產品。老年時增加膳食纖維的攝取可以防止便秘等症狀，也能對抗第二型糖尿病及心血管病變等疾病。

根據生理情況有計畫地補充維生素和礦物質的劑量，可以改善老年人的抵抗力和認知能力。老年人常見缺乏的營養素主要是維生素D、B_{12}、葉酸與碘，這些就是老年人需要補充的營養成分。

老年人對於口渴的感覺也會退化，這會影響自然的調節功能。水喝太少（脫水）會產生的症狀除了皮膚鬆弛之外，通常還會虛弱、暈眩、神智不清，所以，透過水、茶或稀釋果汁來補充水分是非常重要的。

變老是長壽的唯一機會。

十、全球思考，在地行動

86

全球肌餓人口逾十億的原因?

在過去幾年裡，儘管有國際間的高峰會談、雄心勃勃的決議案、國際義務、以及可觀的糧食援助行動（但援助發展資金只佔極小部分），飢餓人口數量仍持續上升，這個事實，正是人性貧乏的鐵證。根據專家統計，只要用全球軍事預算中的十分之一，就可以解決飢貧問題。

貧窮國家當地居民的糧食供應匱乏是飢餓問題最主要的原因之一，但是農業發展最主要卻投資於栽種供應給國際市場的飼料作物，作為工業國家牲畜飼養所需。近年來，工業國家又投入生質能源作物的生產。這些優先選擇共同決定了國際投資客與貧窮國家政府的作為。但只有把賺取的外匯作為輔助當地居民糧食自給自足的資金，那麼以上述農作賺取外匯的行為下才能被接受。

另一個問題是，在其中一些國家，貪汙賄賂以及利用裙帶關係的現象是非常普遍且被默許的，援助發展的物資和資金大部分都用於私人利益，國際企業的獻金也不例外。因此目前出現了保障當地居民糧食充足的措施，因為貧民無法為自己的利益發聲。

發展中國家的人民幾乎沒有管道可以獲得國家部分重要的自然資源，更確切地說，這些資源大部分都被國際企業所濫用，企業以及領導階層為了牟取自身利益，很少顧及當地的居民，而且當地居民接觸金融貸款、醫療服務以及教育機構的管道非常有限。

此外，富裕國家因為農產過剩而將糧食出口到貧窮國家，反而使得當地農民面臨到了生存的危機，他們無法在當地的市場用合理維持生存的價格來出售自產的產品，部分受到富裕國家大量補助的食品以過低的價格出售，使得當地的業者完全無法與之競爭。

藉著協助發展的資源而成功建立起來的發展計畫，如乳品業，由於該國進口歐盟大量補助的奶粉而走向衰敗，因此造成了三方面的損失，同時也是納稅人的損失：首先損失的是工業國家支付發展援助，其次是歐盟國家支付農業補助，第三是那些做好發展準備以及提供基礎建設的國家。有意義的計畫需要較長時間籌措資金，這些計畫不應該被冷酷的全球市場經濟法則掏空，而是應該享有國際性的保護。

以西方為典範的農業工業化對所有地區及文化而言，並非都是最好的選擇，相反地，在特定條件下若不以綠色革命和基因改造種子的方式，會更容易達成農業的永續經營，例如在貧窮國家生態農業的收成產量有時就比工業國家的農業方式來得更多。此外，農民透過這種方式也不用依賴那些掌控專利種子、肥料和農藥的跨國企業集團。使用這些輔助工具雖然可以提高收成，但是支出的費用卻遠遠超過農民所能負擔，結果顯而易見：農民陷入負債，離鄉背景並遷移到大城市的貧民窟。

糧食在分配與取得方面的不平等並非自然法則，而是未經良好計畫所導致的狀況，但是這種狀況卻被默許。為了改善此種情形，富裕國家及其商業貿易企業必需要檢視自己的全球性行動，並且依照合乎倫理的觀點來進行改變——為飢餓人口的福祉著想。

為了使世界更美好，每個人都必須從自身做起。

87 實施糧食援助行動的時間點以及援助的對象為何？

糧食援助行動是在緊急情況時實行的一項重要人道措施，以拯救饑民免於餓死。援助行動包含運送糧食至面臨危機的地區，例如因地震、洪水、颶風等天然災害而受到嚴重破壞的地區，或是面臨軍事衝突的地區，這類災害救援行動如今執行著最主要也是最重要的糧食援助行為，並且應該要無條件地繼續下去。

早期主要由工業國家輸出過剩的糧食用以援助，而今日則是盡可能在受災區的鄰近國家當地市場上購買，這麼做有兩個優點：第一，地方經濟得以振興，第二，可以提供符合當地居民飲食習慣的主食。若沒有考慮到受援國的飲食習慣，就有可能導致消費習慣的改變，以及導致受援國對於工業國家食品產生偏愛，這對當地糧食的栽種而言是一種很大的傷害。因為美國曾經連續數年以低廉的價格將過剩的小麥運送至南韓，使得南韓成為以小麥為主食的國家；另一個持續長期接受糧食援助的國家埃及，其主食之所以會轉變為小麥，也是因為主要供應國美國以小麥作為糧食救援物資，或是以非常優渥的條件來提供。

然而，糧食援助行動就像一把雙刃劍（意即同時具有利益及損害），尤其在持續了很長一段時間之後。因為在行動過程會將來自歐盟或是美國的過剩食物運送至那些因長期乾旱而導致糧食欠收的地區，這樣的援助行動表面上看來很有意義，但是同時也為這些國家帶來負面的影響，因為對於當地農業來說，多半會導致國內產品的市場價格大跌，造成國內農業毫無競爭力的情形，因而使得國內農業的生產量下降，造成農民生產只為自給自足，或甚至是停止生產的結果。此外，這種行動會導致必要的結構改革受到阻礙，並且增加對外國的依賴性。

與糧食援助行動相關的問題還有一長串，例如非洲的尚比亞就拒收美國作為糧食援助而運來的基因改造玉米。也發生過為了賺取外匯而將糧食援助的物資轉售到其他國家的案例，據說因為有其他更緊急的需要。

除了上述兩點之外，糧食援助行動一直以來都是政治權力掌握的工具。出於策略性因素，只有已符合或是有機會符合施援國政治要求的國家才能夠收到救援物資，這樣的權力濫用也出現在這些受援國的境內，只有在政治上迎合政府的團體才能夠分配到物資。因此，確認哪些真正需要的人可以獲得糧食援助是有必要的，例如可以透過學生膳食或是以勞動工作換取糧食作為酬勞的計畫來實行。總而言之，糧食援助行動只應在真正受災的情況下短期執行，而且必須要以強化受援國農業生產為目的，而不是使其衰退。只有這樣才能夠真正幫助饑民。

我們必須幫助他人：因為只要是人就會碰到同樣的事。（引自弗里德里希・席勒）

88 什麼是公平交易商品？

消費者能夠幫助發展中國家生產者的方法，就是購買公平交易的食品。公平交易是一種致力於使弱勢生產者能夠永續發展的交易夥伴關係，這樣的夥伴關係透過意識建立及社會運動來為較好的交易條件提供保障。公平交易的目標如下：

- 透過改善市場機會、強化生產組織、支付更高的價格，以及提供持續的貿易關係來提高生產者的收入與福祉。
- 促進弱勢生產者獲得發展機會，尤其是婦女和原住民，以及保護兒童免於生產過程中遭受剝削。
- 加強消費者對於國際貿易負面效應的認識，使之能夠善用其消費力。
- 透過對話、公開透明以及相互尊重來展示貿易夥伴關係的典範。
- 以社會運動來推動法規及傳統國際貿易程序的修訂。
- 透過促進社會正義、環保以及經濟安全來保障人權。

即使在全球市場中公平交易的比例只佔百分之一至二，但目前在歐洲地區已經發產出一個小而穩定的公平交易商品市場，尤其是食品交易。另外也有個別商品達到很高的市佔率，例如在瑞士，公平交易的香蕉就佔了百分之十五。在過去幾年間，公平交易商品的市場規模有穩定上升的趨勢，在德國，公平交易的市場銷售總額達到了數億歐元。

在德國，人們可以在總數超過八百間的世界商店、公平交易商店、自然食品商店、部分的有機食品店中購買到公平交易的食品，目前就連一些傳統的連鎖超市也可以買得到。在過去幾年裡，商品種類持續地增加，所以如今可以購買到公平交易機制的咖啡、茶、可可、香蕉、巧克力、糖、葡萄酒、蜂蜜、果汁、堅果、植物調味料、米以及其他穀物，自然食品專賣店則提供更多在發展中國家透過公平交易以及有機方式生產的產品，然而許多超市只販售一種公平交易食品——通常都是咖啡。

公平交易中最著名的概念就是「公平價格」，它不是一個固定的數值，而是一個共同協商的結果，此價格必需要能抵銷生產成本，包含社會成本以及環境成本，使得生產者可以獲得合乎人類尊嚴的生活，並且開創未來投資的機會。公平價格是由進口組織以及地方生產者共同合作計算出來，由於原物料像是咖啡豆以及可可豆會在全球市場中被哄抬至特定售價，所以為了不受市場價格劇烈波動的影響，便約定好一個原物料的最低價格。穩定的價格可以使得生產者的產業獲得更多的計畫保障。

許多公平交易理念的實踐不只仰賴個人的行為，更需要我們社會各個層面的改革，其宗旨和世界上所有宗教所呼籲的理念幾乎相同，即公平地對待所有人。

我們必須改變生存方式，讓其他人也能夠生存。（引自愛因斯坦）

89 我們的消費行為如何影響到窮人？

以西方社會為導向的消費行為對世界上許多地區生活水準較低的人而言，影響非常巨大，其中最大的影響之一即是飲食。一些特定地區的食品市場在一百年前就已經全球化了，因為早在很久以前，我們便開始飲用來自熱帶國家的咖啡、茶以及可可，而且大多都來自當時歐洲國家的殖民地。同樣的狀況也發生在香料、油料植物還有熱帶水果上。這種發展狀況對這些發展中國家人民的生活條件所產生的影響，有時候會是一場災難，而且長期受到忽視。

我們目前生活在一個不斷全球化的世界當中，在這樣的世界裡，糧食大幅地進出口。這樣的全球貿易造成發展中國家經濟的弱勢，其結果就是大量的貧窮問題。因為具有優勢的工業國家大量實施補助、關稅、津貼以及其他的貿易保護措施。

同樣地，從生態的觀點，特別是有關於氣候變遷的角度來看，全球貿易也顯示出令人擔心的發展趨勢，其中一個重大的影響就是人們大量消費肉品的飲食習慣。因為對於畜牧業來說，大量進口成本低廉的飼料才有創造獲利的可能，這些飼料如大豆與樹薯，全都種植在部分由佃農所耕作的農地上。在經過了多半是無情的驅趕之後，對這些人來說，唯一的生存機會便是和他們的家人搬到大都市裡的貧民窟。除此之外，為了種植飼料作物還必須砍伐原始森林，所有人類都會感受到此舉對氣候造成的破壞性後果。

另一個更嚴重的例子是捕魚業，全世界的海洋包括貧窮國家的沿岸地帶在內，都被一整打的國家給掠奪一空，單單中國捕撈的漁獲，就相當於附近其他數十個漁業國家漁獲量之總和。由於近海作業的漁夫沒有辦法對抗現代化的捕魚船，因此傳統上以魚類為主食或者捕魚維生的人們，就會因此而失去他們的傳統食物以及工作。

世界各地的薪資所得就如同生活消費水準、物價、勞務工資一樣，有著極端的差異。開發中國家的人民花費同樣的工作時數所獲得的工資，僅是工業國家人民的極小部分而已。這樣的事實自殖民主義開始即是所謂「國際分工」的獨特標記，有時候還帶著剝削的標籤，而非合作，這些對於南半球國家的大多數人而言，在經濟、社會、生態以及健康方面都相當不利。

有一個相當冷酷的事實是，富裕國的利益受到許多關於智慧財產、投資以及勞務方面的規章所保護，但他們卻同時將龐大的成本費用轉嫁到開發中國家身上，如此一來，反而使得這些人們失去脫離貧困的機會。

透過上面少數例子可以瞭解到，我們的消費行為以及時下的世界經濟體系，對於貧窮的人們以及國家而言有著相當顯著的負面影響。如果想要改變，就要透過國際性合作以及合宜的消費行為，如：減少食用養殖肉類、購買公平交易產品、與環保的生活方式等等。

想要行動的人，永遠找得到入口；不想行動的人，永遠找得到出口（藉口）。

90

生態農業可以為全球帶來哪些好處呢？

現今主流的一般農業會經由不同的方式造成整體環境的問題，氮、磷酸鹽、農藥的使用、土壤侵蝕、溫室效應以及生物多樣性的消失等等，都加重了土地、水資源以及大氣層的負擔。一般生產糧食與販售流通系統，以及我們今日的消費習慣皆無法與永續發展的理想統合一致，而食品工業、貿易商、運輸商與糧食的進口方面的狀況也是如此。

生態農業可以作為全面減輕環境負擔的一項明智選項。生態農法的基本概念是將土壤條件、微生物、植物、動物以及人類等多方之間的相互協調，視為農產生產上的整體性考量，力求一個盡可能自成一體的食物圈。

生態農業的重要原則如下：

- 生產有機肥料維持與促進土地的肥沃度
- 選擇適合當地的種植方式以及植物種類
- 多方輪種
- 培育健康的植物與牲畜（飼養適當的動物種類）

- 在固定範圍內飼養固定數量的經濟動物
- 圈舍以及活動範圍最小化
- 盡量少用無法再生的能源以及原物料
- 照料並維持農業景觀

此外，生態農法禁止使用下列的產品：

- 化學合成的農藥（化學除草劑、殺蟲劑、除黴劑）、礦物磷肥以及其他易分解的礦物質肥料
- 化學合成的生長促進劑
- 作為飼料的動物用藥
- 基因改造後的生物體（或是部分改造以及其所製造的產品）

德國聯邦環保局（Umweltbundesamt）已經證實，最符合糧食生產永續經營的理想方式便是生態農法，因為生態農法已經自數十年前開始便落實農產業永續經營的原則。

購買生態有機食品可以避免農藥、礦物肥料、動物藥劑等的使用，而且不會讓這些物質殘

存在環境之中，環境中的有害物質愈少，就表示食物中的潛在毒物也會愈少，對許多人來說，僅只這個原因就足以促使他們透過購買這些產品來支持生態農法。

除了個人健康動機或者口味上的因素外，食用有機農業產品也具有特殊意義的——在購買產品的同時，也維持並建立了一個對於環境、經濟以及社會各方面都有益的農產業，此外，這樣的農產業也致力於保持生物的多樣性。

如果有人除了自身的健康因素之外，也想同時為環境盡一份心力並保護農人的生計，可以透過購買生態農法的產品來達到這個目的——這對當今社會而言絕對必要。

沒有行動的遠景即是空想。

十一、食物的謬思：杜撰的多過真實的

91

菠菜的鐵質含量特別豐富?!

與其他的食物相比，每一百公克新鮮菠菜當中含有三點五到四點二毫克的鐵質，相對其他食物的鐵質含量為多。只有某些含鐵量約有六至九毫克的穀類（燕麥、莧菜、小米、藜麥），以及含鐵量在六到二十二毫克之間的各種動物肝臟，才明顯較菠菜鐵質含量高。菠菜鐵質含量特別高的謠傳，其實起源於一個十九世紀末期所發生的謬誤。

當時的一位醫生兼生理學家古斯塔夫・封・布恩格（Gustav von Bunge）研究指出，每一百公克的菠菜裡含有三十五到四十二毫克的鐵質，所以菠菜就被視為是所有食物中最好的鐵質來源；不過這項研究成果在傳布的時候忽略掉了一點，就是布恩格醫生是以乾燥菠菜而不是用新鮮的菠菜來做實驗。由於新鮮菠菜之中有百分之九十都是水分，所以一百公克的菠菜粉等同於近一公斤的新鮮菠菜。菠菜富含有高鐵質的神話相當深植人心——尤其因著卡通角色大力水手卜派的關係——大家一直相信菠菜是一種優質的鐵質來源。

雖說有分析上的錯誤，不過菠菜實際上還是含有相當多的鐵質，只是我們的身體並無法有效利用這些鐵質，就如同其他蔬菜當中的鐵質一樣。蔬菜中的鐵質能夠被人體吸收的只有百分之一至五，如果是來自於肉類的鐵質，被吸收程度則可以高達百分之五至二十，但是倘若在食用蔬菜的時候同時攝取如醋酸、檸檬酸（所有的柑橘類）以及抗壞血酸（維生素C）等有機酸類，蔬菜中鐵質的可利用性便會顯著提升。由此看來，用餐時非常適合搭配含有這些酸類的食品或飲料，關於這一點，德式酸菜持有獨一無二的紀錄：德式酸菜因為內含有乳酸，可以幫助身體吸收酸菜中百分之八十的鐵質。

92 巧克力會令人愉悅?!

巧克力含有在特定濃度下可以影響大腦並進而影響情緒的某些物質，這些物質在巧克力中含量其實非常少，所以，即使食用好幾片巧克力也無法帶來實際上可以測量到的影響。即便如此，還是有許多人表示他們食用巧克力之後的確改善了情緒，他們的心情變得更愉悅、平靜、感到安慰或者滿足。別忘了，巧克力還擁有誘人的香味以及甜味，而最終使巧克力也染上情緒意義的，則是因為人們習慣上都把巧克力當作獎賞或者安慰用的食品，所以吃完巧克力後，腦細胞會開始分泌一種訊息物質叫做多巴胺，是多巴胺帶來愉悅感的。

接下來要討論巧克力裡頭能夠帶來愉悅感的物質：巧克力中的**糖分**會引起身體分泌胰島素，胰島素可以讓色胺酸這種基本胺基酸在腦中的輸送更加容易，而色胺酸則是血清素的前驅物。**血清素**這種訊息物質又可稱作「快樂荷爾蒙」，可以去除情緒不穩、憂鬱以及暴躁的情緒；除了糖分以外，巧克力也含有大量的脂肪，而就連脂肪也能夠使心情開朗。

巧克力也像苦杏油一樣含有微量的**苯乙胺**，其功能類似身體所分泌的多巴胺和腎上腺素，這些物質都有加快脈搏頻率、提高血壓與血糖值、去除疲勞等功能，還能帶來愉悅感。

人體可以自行生成一種花生四烯酸的衍生物，即**大麻酚**或**大麻素**，這種物質在巧克力和大麻中也可以找到。雖然含量微乎其微，不過還是可能會因為大麻酚累積在腦中而產生類似迷醉的感覺。

可可鹼則是一種甲基黃嘌呤類的生物鹼，除了可可豆以外，茶葉中也含有可可鹼；可可鹼的作用類似咖啡因，會透過血管擴張而引起興奮與刺激。可可鹼的反應持續時間較長，但不會像咖啡因那麼明顯。

食用巧克力的目的除了想要享受其風味及克服憂鬱以外，還可以簡單地從補充熱量的需求來解釋，雖然已有許多科學研究提出相關的結果，不過對巧克力的愛好者來說，這些聽起來可沒多大意義。

人應該要向誘惑臣服，誰知道誘惑是否還會再次出現呢？（奧斯卡·王爾德）

93 棕色的糖與蛋比白色的健康?!

也許因為深色的全麥麵粉與白麵粉在營養價值上有不小的差異，所以基於顏色的緣故，導致人們認為糖與蛋的品質同樣也會因顏色而有差異，然而這在科學上是沒有相關根據的。

母雞或者其他禽類所產下的蛋的顏色，在動物遺傳基因當中已被固定，顯然只有布穀鳥才能夠將蛋的顏色與斑點，大致改變成養育自己幼鳥的養父母鳥所產鳥蛋的樣子[22]——但這種能力也是經由基因來決定。

倘若蛋與蛋之間真的有差異，不論是白色或棕色，有關係的將會是動物的飼料及飼養方法，例如養在土地上的蛋雞，尤其是放山雞，其產下的蛋嚐起來味道就會有所不同——但也不是每個人都覺得比較好吃。此外，大部分的蛋都會經過食品工業的加工處理，而變成蛋糕、餅乾、麵條以及包裝食品當中的成分，所以其味道上的差異，可能只有偶爾在吃早餐水煮蛋的時候才能夠確認了。

22 布穀鳥既不會築巢，也不會孵雛，而是把自己的卵寄於其他鳥類的巢中代為孵化和養育，因此必須改變自己所產之卵的顏色來魚目混珠。

我們一般所說的糖指的其實就是蔗糖，蔗糖是從甘蔗或甜菜中分離出來，由葡萄糖及果糖所組成的雙醣。此外，糖還可以指一般家用的糖、冰糖、精製糖、白糖或者糖粉；而蔗糖或甜菜糖的概念指的則是提煉糖的來源，也就是將糖從中分離出來的植物，亦即甘蔗與甜菜。

黑糖或蔗糖的差異只在於，它們在加工過程中受到提煉的程度較精製糖來得少，也因此呈現出棕色，所謂「生的」[23]並非意味沒有經過受熱或者沒有加工，也不表示就會「更健康」。由於黑糖的市場非常小，所以也會以精製糖加上糖漿的後製上色方式來製造，雖然黑糖比精製糖含有較多微量礦物質（鈣、鉀、鐵以及錳）與維生素B群，但其含量仍然微不足道。

23 德文的蔗糖（Rohzucker），字面上的意思即為「生的糖」。

94

菠菜與蕈類不可以回鍋?!

菠菜與蕈類料理不可回鍋食用，此一傳統建議眾所皆知，這種說法來自於尚無冰箱的時代，當時的食物在調理及儲藏方面的衛生標準，若以今日的角度來看絕對是不及格的。

菠菜除了鐵質（參見問題91）以外還含有相當多的硝酸鹽，硝酸鹽含量會受到陽光照射的強烈影響，例如夏季時種植在露天陽光下的菠菜所帶有的硝酸鹽含量明顯比冬季種植在溫室裡的要少，如果烹煮過的菠菜長時間沒有冷藏保存的話，細菌可能會將其中的硝酸鹽轉化為亞硝酸鹽，亞硝酸鹽會與血液中運送氧氣的血紅素結合，血液運送氧氣的能力就會因此受到阻礙。因為嬰兒尚未擁有可以將這種結合性分解的酵素，所以造成以前的嬰兒常常會發生亞硝酸鹽中毒的狀況，這也是（回鍋）菠菜有毒說法的由來。

亞硝酸鹽本身的特性也會帶來其他危險，亞硝酸鹽會與胺基酸結合成為致癌的亞硝胺，所以剩下的菠菜料理務必要冷藏保存才行。

蕈類主要含有蛋白質、鉀、維生素B群，以及大約百分之九十的水分，也因此，蕈類可以算是容易腐壞的食物。如果蛋白質受氧化影響而腐壞，或是由於細菌而腐爛，就可能會產生帶有毒性的分解物。這樣的過程會因為加溫而加速作用，或者透過冷藏而被抑制下來，所以剩餘的蘑菇料理不應該保溫，而是要保存在冰箱裡，且不得超過兩天，如果要再食用的話，就要再次加熱到至少攝氏七十度以上。

95

喝可樂或吃鹽餅乾棒可以止瀉?!

腹瀉的時候身體會流失大量水分，而且也會使礦物質流失，這兩者都需要被重新補足，否則就會導致身體脫水。以什麼方式來補充水分及必要的物質（糖、鹽以及鈣質），這點比起一份適當的食物組合來說反而不是那麼重要，無論食物是不是固體形式都無所謂，理想上就是要補充足量的水分，使身體的水分與礦物質存量回復常態。

可樂和鹽餅乾棒並不特別符合上述目的，因為它們都會提供過多的糖分，可能讓腹瀉更加嚴重。但是若要將水分再度送到體內，糖與鹽卻是必要的，問題在於可樂與鹽餅乾棒的內容物混合比例並無法控制。無糖可樂完全沒有糖分，可樂飲品唯一的好處是，沒有衛生上的疑慮。

腹瀉時候攝取的流質可以由礦泉水或者不同的茶飲來組成，再以一比十的比例添加糖與鹽；大量稀釋過的蔬菜汁和果汁也是相當適合；鈣質可以從香蕉或者杏桃來攝取，腹瀉時要盡可能避免含有牛奶成分的食品。特別適合在生病食用的食物有去皮後磨成泥的蘋果、煮過的米飯以及煮過的胡蘿蔔。

腹瀉也可能具有生理上的功用，因為經由排泄可以將特定的病原體更快速排出體外，因此在服用強效制瀉藥物時需要小心留意。

96 喝咖啡會流失水分?!

奧地利的咖啡館在送上咖啡時都會附上一杯冷水，讓客人可以佐咖啡或者在喝完咖啡後飲用，這個習慣的由來是：飲用咖啡最初屬於貴族的活動，舔舐茶匙或把茶匙放在咖啡碟上，都是非常失禮的行為，而這杯白開水的出現就可以適時解決問題。這樣的傳統後來卻以訛傳訛，變成了喝咖啡會流失水分。

但是現在也已經有研究證明，咖啡中所含有的咖啡因具有利尿的作用，作用的強度則視飲用咖啡的量以及次數而定。大量飲用咖啡因濃度高的咖啡，除了會使水分排出，也會增加礦物質——特別是鈉的排出量。長期飲用咖啡的話，則會讓身體適應咖啡的這種效用。

有一項研究支持喝咖啡會使水分流失這樣的說法，實驗時讓志願者停止飲用咖啡五天後，在實驗日當天喝下六杯咖啡，得到的結果是，受試者的排尿量以及鈉的流失量提高了，且平均每個人體重減輕了零點七公斤。姑且不論這樣短期而且只有少數參與者的實驗是否具說服力，但這個實驗結果倒是沒有呈現出喝咖啡會對於身體的水分攝取產生任何負面影響。

如果規律地攝取定量咖啡，水分與鈉流失的現象便不會產生，長期下來，咖啡只會透過一起喝下的水分來影響身體內的水分存量，如果將清淡的美式咖啡與濃厚的土耳其摩卡拿來比較的話，這個解釋就很清楚明瞭了，決定性的要素其實是喝下去的流質總量。

對很多人來說，咖啡也算是每日水分攝取的一部分來源，因為咖啡就如同所有其他的飲料一樣，全都會被計入身體水分平衡之內。我們不需要特別反對適度地飲用咖啡，而一杯咖啡配上一杯水，其實也無傷大雅。

97 喝了紅酒就不能再喝啤酒?!

飲用酒精類飲料的順序問題不僅會出現在聚會餐桌上，其實這一直都是廣受討論的話題。有人聲稱，飲用的順序不單會影響喝醉的程度，也會影響到隔天的宿醉，但其實這並不干飲用次序的事，反倒是與下肚的酒精量有關。

這個迷思在某種程度上還是包含了一些真相，如果一個晚上只限飲用一種酒，則喝醉的情況會比一個晚上喝下多種不同酒精飲料少。原因很簡單，因為想要豪飲某種酒精飲品的渴望其實會在飲用到一定的分量後就減退了，這是由於飲酒的慾望並非出自於口渴而是為了追求味道，如果換成另外一種飲料，新的口味便會導致繼續喝得更多，酒精攝取的總量因而提高，如此一來不只會酒醉，也會造成宿醉。

另一句祝酒詞是這麼說的：「我勸你最好先喝啤酒再喝紅酒。」關於這種建議的解釋是：啤酒中酒精含量較少而液體含量較多，可以稀釋後來所飲用的紅酒酒精濃度，因此啤酒就像是為紅酒打底——而紅酒也許可以為烈酒打底。然而這樣的聯想實際上並沒有根據，酒精最終的攝取總量才是決定性的要素。

我們全都迷失了，只是每個人迷失的狀況不同。（喬治・克里斯多福・利希騰柏格[24]）

24 Georg Christoph Lichtenberg，德國科學家。

98 藥草烈酒能夠幫助消化?!

享用美酒的樂趣由來已久，在我們的文化中這是社交生活的一部分，並具有各式各樣的作用。對一位健康的成年人來說，每日小酌一杯對心臟有益，但如果想要防癌的話，那麼最好滴酒不沾。

許多人在享用大餐後會飲用所謂的消化酒，這種酒可以解除飽脹的感覺，其中一個原因是，人們認為藉著這種酒能夠加速排空胃裡的食物；第二個原因則是人們相信，特別是在吃完油膩的食物後，酒精可以幫助脂肪消化，然而這兩種假設都未經過科學的證實。

相反地，酒精不管在餐前或者佐餐飲用，都顯示出會讓胃囊排空食物的速度更加緩慢，而飽脹感也無法透過餐後酒來削減，至少消除飽脹感的效果並不會比飲用同樣分量的白開水來得好；此外，酒精甚至還會妨礙消化道吸收營養素。酒精在人體中會被優先轉換為脂肪，這也是為什麼啤酒肚是典型喝酒後的結果了。

也許藥草酒裡的藥草會對消化有幫助，因為現在的料理比較少用到苦味藥草與香料，有時候也許可以透過藥草酒來取代這種不足，而苦味成分又可以強化肝臟功能，這點正如大家所知道的。為了享受苦味藥草的優點，並不表示就一定要選擇酒精配上苦藥草這種組合，一杯好的藥草茶（如：啤酒花、艾蒿及苦艾）也可以達到這樣的功效。

最好的消化酒就是散步。

99 吃完櫻桃後喝水是很危險的?!

以前的人會警告孩童，吃完櫻桃後喝水會把肚子撐破。這樣的警告在過去，比方說戰時或者戰後也不是全然謬誤，因為當時的飲水衛生安全堪慮，飲水中的病原體加上櫻桃裡的細菌與酵母，會將櫻桃中的糖分發酵成酒精與二氧化碳，便可能會造成腹痛與腹瀉，因此老一輩人基於經驗而提出這樣的警語，是有確實根據的。

今日我們的飲水經過良好的管控，便不會再產生這種問題。

除此之外，現在的小孩子也不若戰時或戰後的老一輩所熟悉的那樣，會爬上櫻桃樹摘櫻桃吃到飽。

另外還要提到，為什麼這個古早的問題只發生在櫻桃或者一些核果類上，而不會出現在比方蘋果上呢?因為表皮重量佔整體總重量的比例愈小，會被吸收下的細菌和酵母數量也就會愈少，於是也降低了發酵的風險。（一顆兩百公克的蘋果，其外皮明顯少於兩百公克的櫻桃）

此外，蘋果所含的果糖也比櫻桃及其他熟成的核果類要來得少，櫻桃中的果糖可是會造成腹瀉的。

100 節食能夠讓身材苗條?!

自從體重過重的現象在世界各地急速地增加，而且有愈來愈多兒童身上掛著多餘的肥肉後，減重成了歷久不衰的話題，現在幾乎找不到不曾嘗試節食的人了。有許多人長期節食，但幾乎所有人都無法長久維持減重的成果，無怪乎減重的議題不僅在節慶過後或者夏天穿泳裝的季節前出現在媒體上，而是已經發展成持續發燒的話題了。同時，這個領域也建立起了巨大的市場商機：與各種瘦身產品相關的事業蓬勃發展，然而過重的問題仍然無止盡地增加。這樣的矛盾正好證明節食其實無法讓身材苗條，相反地，有愈來愈多的徵兆顯示，長期下來，節食反而會使人生病。

首先是會產生失望的情緒，因為開始節食之後，身體會自我調節減少熱量的需求，因此當回歸到正常飲食時，就會造成體重的增加。這樣的情況在短時間體重大量減少的時候會更加嚴重，因為減重的同時還流失了肌肉組織，而肌肉又比身體其他的組織更需要熱量，所以當肌肉組織流失的時候，身體的熱量需求也會下滑；受到打擊的信心再加上失望便會使得心靈受創。

雖然體重減輕能夠改善一些對健康有害的因子（如：血壓、膽固醇及血糖的問題等），不過除了溜溜球效應之外（參見問題64），重複或不斷的節食行為也會造成一連串的健康問題。

減少食量以及多半偏頗的食物攝取方式，也會導致維生素及礦物質的攝取不足，因此長期節食者會有營養不良、免疫力減弱、骨質疏鬆症與膽結石的風險，特別是快速減重的激烈節食者尤甚。

要長期維持減重結果，只有透過持續地改變飲食習慣才能夠達成，因為從長期來看，一個人的情緒是勝過其理性的，只有讓情緒滿足的事物才有成功的機會，因此那些能夠穩定社會情緒的減重計畫相對而言才能夠成功，也就是說，社會環境應該要共同承擔飲食的改變，並將這種改變與正面的感受連結在一起。這種行為並不容易，而且還需要花費相當長的時間，但卻會比任何節食法都來得有效。

透過精確定量的完善飲食，搭配足夠的體能活動，循序漸進地減低並且維持體重是一條辛苦但是值得的道路，重要的是，過程中還可以學習到如何製作每天都適用且持續性的完善飲食，這樣的學習成效很少會在節食過程中出現，而這點也是那些節食法終告失敗的重要因素之一。

101

乳酪為一餐畫下完美句點?!

在某些南歐國家的飲食傳統中，會把乳酪當成最後一道餐點，不過目前在德國並不常見，此項傳統可以追溯到羅馬時期的作家老普林尼，據說這句諺語就是出自於他。對於乳酪的此種慣用方式普遍會如下解釋：乳酪裡的脂肪含量不會讓從餐桌起身的任何人仍感到飢餓。但是，這種飽足感其實也可以利用德國料理中常有的餐後甜點來達到相同的效果。

乳酪所造成的飽足感可以從科學的角度解釋：乳酪中含有的脂肪酸釋放到胃裡面後會釋放出特定的訊息物質，這些訊息物質可以抑制胃囊收縮，因此會使人有飽足感，並促使賁門關閉，這樣的過程經由特定的神經通知大腦已經飽足，可以不用再進食了。

但即便有這樣的解釋，專家們卻並不贊同，所以這句格言就像是德國俚語所說的：「像塊乳酪一樣漏洞百出」。

即便如此，以幾塊乳酪來結束一餐還是具有某些意義，因為用餐時所吃的酸性食物會溶解出牙齒裡的鈣和磷，而這些成分在乳酪裡都有，便可以藉此重新補充牙齒流失的礦物質。硬乳酪特別適用於這樣的目的，因為食用硬乳酪的時候必須用力咀嚼，進而刺激唾液分泌，唾液有助於稀釋食物的酸性並且將礦物質補充入牙齒中。

🍽 許多事情都廣為人知，可惜都記在不同的腦袋裡。（維納．科拉特）

參考書目

Belitz, H.D., Grosch, W., Schieberle, P.: Lehrbuch der Lebensmittelchemie, Springer, Berlin, 6. Auflage 2008.

Biesalski, H.-K., Bischoff, C., Puchstein, C. (Hrsg.): Ernährungsmedizin, Thieme, Stuttgart, 4. Auflage 2010.

DGE (Deutsche Gesellschaft für Ernährung) (Hrsg.): Ernährungsbericht 2008, DGE, Frankfurt/Main, 2008.

Elmadfa, I., Aign, W., Muskat, E., Fritzsche, D.: Die große Nährwert-Kalorien-Tabelle, Gräfe und Unzer, München 2009.

Elmadfa, I., Leitzmann, C.: Ernährung des Menschen, Ulmer, Stuttgart, 4. Auflage 2004.

Kasper, H.: Ernährungsmedizin und Diätetik, Urban & Fischer, München, 11. Auflage 2010.

Koerber, K. v., Männle, T., Leitzmann, C.: Vollwert-Ernährung, Haug, Stuttgart, 10. Auflage 2004.

Leitzmann, C., Keller, M.: Vegetarische Ernährung, Ulmer, Stuttgart, 2. Auflage 2010.

Leitzmann, C.: Vegetarismus. Grundlagen, Vorteile, Risiken, C. H. Beck, München, 3. Auflage 2009.

Leitzmann, C., Keller, M., Hahn, A.: Alternative Kostformen, Hippokrates, Stuttgart, 2. Auflage 2005.

Leitzmann, C., Müller, C., Michel, P., Brehme, U., u.a.: Ernährung in Prävention und Therapie, Hippokrates, Stuttgart, 3. Auflage 2009.

Leitzmann, C., Million, H.: Vollwertküche für Genießer, Bassermann, München, 7. Auflage 2003.

Schug, W.: Die Dritte Welternährungskrise, Bouvier, Bonn 2008.

Watzl, B., Leitzmann, C.: Bioaktive Substanzen in Lebensmitteln, Hippokrates, Stuttgart, 3. Auflage 2005.

健康飲食的101個問題／克勞斯・萊茲曼（Claus Leitzmann）著； 東吳大學德國文化學系譯. -- 初版. -- 臺北市 ：臺灣商務, 2012. 03
面 ； 公分. --（知識101）
譯自：Die 101 wichtigsten Fragen: Gesunde Ernährung
ISBN 978-957-05-2677-6（平裝）

1. 健康飲食 2. 問題集

411.3022 100025087

廣　告　回　信
臺灣北區郵政管理局登記證
台北廣字第6450號
免　貼　郵　票

100台北市重慶南路一段37號

臺灣商務印書館　收

對摺寄回，謝謝！

傳統現代　並翼而翔

Flying with the wings of tradtion and modernity.

讀者回函卡

感謝您對本館的支持，為加強對您的服務，請填妥此卡，免付郵資寄回，可隨時收到本館最新出版訊息，及享受各種優惠。

■ 姓名：＿＿＿＿＿＿＿＿＿＿ 性別：□ 男 □ 女

■ 出生日期：＿＿＿＿年＿＿＿＿月＿＿＿＿日

■ 職業：□學生 □公務(含軍警) □家管 □服務 □金融 □製造
□資訊 □大眾傳播 □自由業 □農漁牧 □退休 □其他

■ 學歷：□高中以下（含高中）□大專 □研究所（含以上）

■ 地址：＿＿＿＿＿＿＿＿＿＿＿＿＿＿＿＿＿＿＿＿

■ 電話：(H) ＿＿＿＿＿＿＿＿ (O) ＿＿＿＿＿＿＿＿

■ E-mail：＿＿＿＿＿＿＿＿＿＿＿＿＿＿＿＿

■ 購買書名：＿＿＿＿＿＿＿＿＿＿＿＿＿＿＿＿

■ 您從何處得知本書？

□網路 □DM廣告 □報紙廣告 □報紙專欄 □傳單
□書店 □親友介紹 □電視廣播 □雜誌廣告 □其他

■ 您喜歡閱讀哪一類別的書籍？

□哲學．宗教 □藝術．心靈 □人文．科普 □商業．投資
□社會．文化 □親子．學習 □生活．休閒 □醫學．養生
□文學．小說 □歷史．傳記

■ 您對本書的意見？（A/滿意 B/尚可 C/須改進）

內容＿＿＿＿ 編輯＿＿＿＿ 校對＿＿＿＿ 翻譯＿＿＿＿
封面設計＿＿＿＿ 價格＿＿＿＿ 其他＿＿＿＿

■ 您的建議：＿＿＿＿＿＿＿＿＿＿＿＿＿＿＿＿

※ 歡迎您隨時至本館網路書店發表書評及留下任何意見

臺灣商務印書館 The Commercial Press, Ltd.

台北市100重慶南路一段三十七號 電話：(02)23115538
讀者服務專線：0800056196 傳真：(02)23710274
郵撥：0000165-1號 E-mail：ecptw@cptw.com.tw
網路書店網址：http://www.cptw.com.tw 部落格：http://blog.yam.com/ecptw
臉書：http://facebook.com/ecptw